Wenn es im Alltag mal wieder hektisch zugeht, das Telefon dauernd klingelt, wenn der Kopf schmerzt und man sich gestreßt fühlt, dann kann eine kurze beruhigende Massage zwischendurch Wunder wirken. Die hier beschriebenen einfachen, wirkungsvollen Techniken können in nur fünf Minuten Verspannungen lösen, Streß abbauen und neue Energien wecken. Die Übungen sind jederzeit und fast überall durchführbar, ob zu Hause oder im Büro, ob alleine oder zu zweit. Wer immer zu wenig Zeit hat, sollte sich häufiger wenigstens eine wohltuende Pause zum Entspannen gönnen. Die 75 Fünf-Minuten-Massagen in diesem Ratgeber zeigen wie's geht: Atem- und Bewegungsübungen, Fußreflexzonen- und Partnermassage sowie Wirbelsäulengymnastik gehören ebenso dazu wie die »klassische« Massage für den Nacken- und Rückenbereich. Alle Übungen sind verständlich erklärt, also auch für Ungeübte problemlos machbar. Diese »Mini-Urlaube« vom Alltagstrott kann sich jeder leisten, der sich etwas Gutes tun will.

Anne Kent Rush unterrichtet Körpertherapie in den USA und ist Autorin mehrerer Bücher über Körperarbeit, darunter auch der Bestseller in den USA ›The Massage Book‹.

Patrick Harbron photographiert seit Jahren für Bücher, Filme und Zeitschriften, beispielsweise für ›Newsweek‹, ›Time‹ und ›Esquire‹ und arbeitet auch für Film und Fernsehen.

Anne Kent Rush:
Massage

Entspannende Pausen für Körper und Seele

Deutsch von Margarete Längsfeld

Deutscher Taschenbuch Verlag

Deutsche Erstausgabe
August 1996
Deutscher Taschenbuch Verlag GmbH & Co. KG, München

Titel der amerikanischen Originalausgabe:
The Modern Book of Massage. Five-Minute Vacations and Sensuous Escapes
Dell Publishing, New York 1994
ISBN 0-440-50545-3
Deutschsprachige Ausgabe:

Umschlaggestaltung: Klaus Meyer
Photographien: Patrick Harbron
Satz: Design Typo Print GmbH, Ismaning
Gesetzt aus der Futura Light 10,8/13° (QuarkXPress 3.31 Mac)
Druck und Bindung: C.H. Beck'sche Buchdruckerei, Nördlingen
Gedruckt auf säurefreiem, chlorfrei gebleichtem Papier
Printed in Germany · ISBN 3-423-36537-4

Inhalt

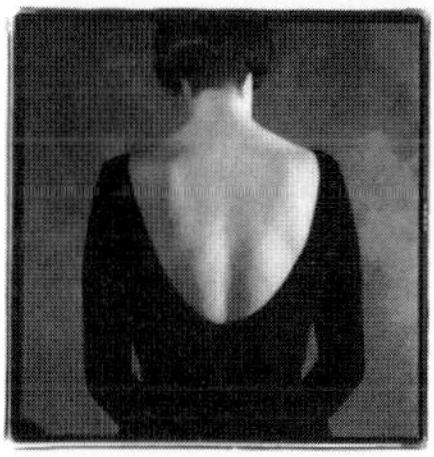

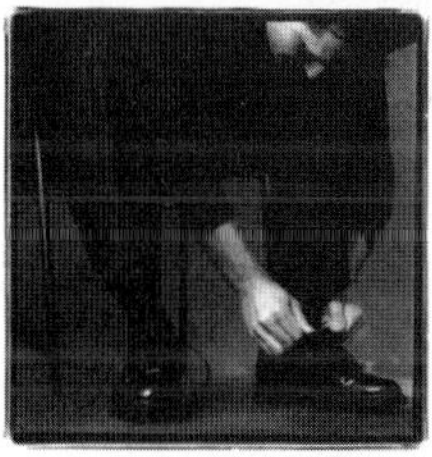

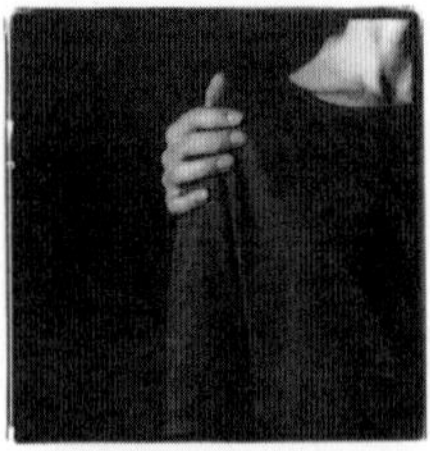

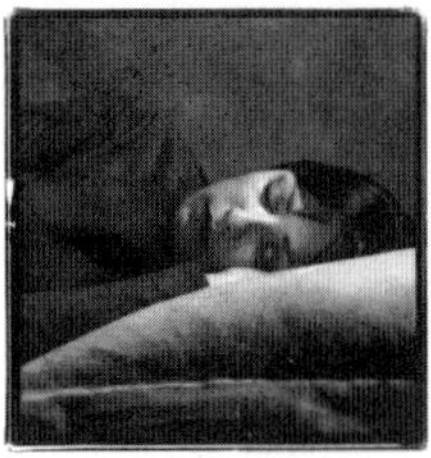

Dieses Buch ist dem Dalai Lama von Tibet
und seinem Wirken für den Frieden gewidmet

Sind fünf Minuten wirklich genug?

1970 wechselte ich von einem Bostoner Verlag zu einem Verlagshaus in Berkeley. Schon bald war ich eine begeisterte Kalifornierin; ich besuchte Yoga-, Zen Buddhismus- und Massagekurse und absolvierte eine Ausbildung zur Körpertherapeutin. Damals waren viele Bücher über Yoga und östliche Philosphie auf dem Markt, aber in den Buchhandlungen war abgesehen von medizinischen Fachbüchern oder Büchern zur Sexualität nichts über Massage zu finden. Ich schlug einem Kollegen am Esalen Institute vor, zusammen ein Handbuch für Laien zu erarbeiten, mit dessen Hilfe sie mit Freunden und Angehörigen massieren lernen konnten. George Downing und ich gaben ›The Massage Book‹ heraus, von dem bisher über eine Million Exemplare verkauft wurden.

Die Grundsätze der Massage gelten auch 20 Jahre später noch, doch die Art, wie wir leben, hat sich bei den meisten von uns drastisch verändert. All die Geräte, die erfunden wurden, um Zeit zu sparen, haben lediglich unseren Leistungsdruck gesteigert, so daß uns zum Entspannen weniger Zeit bleibt denn je. Eine einstündige Massage ist für die meisten heutzutage ein seltener Luxus. Die neue Massage muß von Grund auf entspannend und auf das Single-Leben, das viele von uns führen, zugeschnitten sein.

Im ersten Massagebuch ging es um Wohlbefinden und gemeinsame sinnliche Entspannung. Heute weiß man mehr über die gesundheitlichen Wirkungen einer Massage. Sie dient als wichtigstes Gegenmittel für eine Krankheit, für die es vor einigen Jahrzehnten noch keinen Namen gab: Streß. Das einzig Gute an dieser »Krankheit« ist, daß es zur Heilung nichts weiter bedarf, als daß Sie mal Pause machen und sich selbst verwöhnen.

Geheimnisse der Streßminderung

Dieses Buch bietet eine Anleitung für Übungen, die zu jeder Zeit, fast überall, mit oder ohne Partner ausgeführt werden können. Ohne Ihre Wohnung oder Ihr Büro zu verlassen, können Sie sich durch die Anwendung dieser Techniken eine Wohltat gönnen, die dem Erholungwert eines Wochenendurlaubs entspricht. Wenn Sie lernen wollen, sich unter Druck zu entspannen, müssen Sie kein Auto mieten oder ausprobieren, ob der Badeanzug vom letzten Jahr noch paßt; Sie müssen sich auch nicht um Flugverbindungen kümmern oder eine Fremdsprache lernen. Wenn Sie für längere Übungen zu wenig Zeit haben oder Ihr Terminkalender keinen Platz für eine Mittelmeerkreuzfahrt läßt, entspannen Sie sich. Die Heilkunde steht Ihnen zu Diensten.

Zwei neuere Studien der University of California, Berkeley, legen wichtige Fakten zur Streßbewältigung im Zeitalter der Überbeanspruchung vor. Richard Lazarus und seine Kollegen kamen zu dem Schluß, daß geringfügige, aber dauerhafte Einwirkungen die Gesundheit stärker beeinträchtigen als eine starke einmalige Belastung. Die gute Nachricht hierbei ist, daß Kleinigkeiten viel ausmachen. Mini-Urlaube von Ihrem Alltagstrott, über den Tag verteilt, können also eine erhebliche Streßminderung bewirken.

Streßbewältigung ohne Streß

Wissenschaftliche Untersuchungen belegen heute, was wir seit langem vermutet haben: Ein angenehmes Leben führen ist die beste Vorbeugung. Lachen stärkt das Immunsystem und hilft Krankheiten heilen. Sich zu vergnügen verlangsamt den Alterungsprozeß. Wenn man mit dem Streßniveau umgehen lernt, verbessert das die Funktion des gesamten Organismus. Eine schlichte menschliche Berührung kann heilsamer sein als Cortison.

Eine zweite Studie der University of California hat eine besonders bemerkenswerte Tatsache aufgedeckt. Um Streß zu reduzieren, genügt es nicht, daß Sie negative Elemente aus Ihrem Leben tilgen. Sie müssen sie durch positive ersetzen. Um erster Klasse durchs Leben zu reisen, sollten Sie sich auf die Freuden des Lebens konzentrieren und die Zahl Ihrer täglichen Vergnügungen erhöhen. Eine andere Expertin auf diesem Gebiet, Hedy Lamarr, faßt in ihrer Autobiographie mit dem selbstbewußten Titel ›Ecstasy and Me‹ zusammen, wie sie zum Wohlbefinden gelangt: »Ich fürchte nichts, was ich nicht verstehe. Wenn ich anfange, darüber nachzudenken, verordne ich mir eine Massage, und es verschwindet.«

Ein Rat, der einen Versuch lohnt. Die Übungen in diesem Buch sind schnelle, sinnliche Genüsse, die Sie sich (oder einer Freundin/einem Freund) im Verlauf eines Tages (oder einer Nacht) verschaffen können. Wenn Sie mehr Zeit haben, wie Hedy Lamarr, können Sie die Elemente nach Belieben zu einer langen Massage kombinieren. Als ständige Einrichtung jedoch gönnen Sie sich über den Tag verteilt jeweils eine von diesen Körperpausen. Es sind Fünf-Minuten-Ferien, die Ihre innere Kompaßnadel auf »Vergnügen« zurückführen.

Gute Reise.

Ferien-Richtlinien

Meine wesentlichste Kunst ist nicht die Kunst des Schreibens, sondern ... das Schlimmste in weniger Schlimmes zu verwandeln. Es in ein und demselben Moment zu verlieren und wiederzufinden, dieses frivole Etwas, die Lebenslust.

Colette

Postkarten, die der Körper schickt

Schmerzen und Beschwerden sind Botschaften Ihres Körpers, die von unbewältigten Angelegenheiten künden. Eine streßbedingte Spannung an einer Stelle Ihres Körpers weist daraufhin, daß die Funktion dieses Körperteils unterdrückt wird.

Die Erledigung der unbewältigten Angelegenheit bringt Erleichterung. Das heißt aber nicht, daß Sie der Gesundheit zuliebe alles, was Sie fühlen, hemmungslos ausleben sollten. Die Gesundheit anderer ist so wichtig wie Ihre eigene. Wenn Ihnen nach einer frustrierenden Besprechung also der Kiefer und die Arme schmerzen, ist das Einschlagen auf einen Kollegen keine empfehlenswerte Entspannung. Durch Einschlagen auf ein Kissen oder eine Sporttasche der unterbrochenen Handlung freien Lauf zu lassen, kann dagegen sehr hilfreich sein.

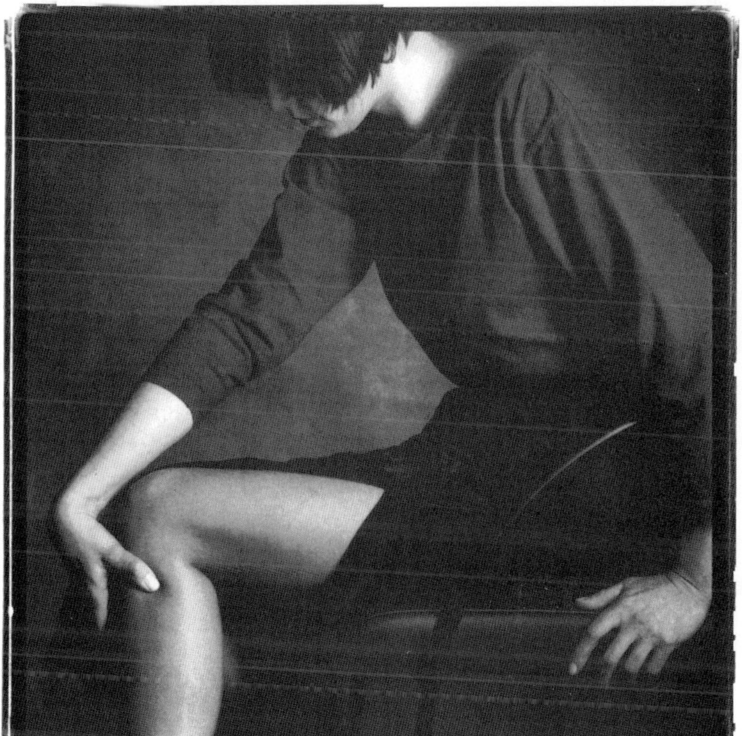

Schlüsselpunkte

Niemand weiß, warum Berührungen so wichtig sind.
Barbara Woodhouse

Sofern für die folgenden Behandlungen die Ausübung von Druck auf Spannungspunkte erforderlich ist, sind hin und wieder Akupressurschaubilder beigefügt, aber das sind nur Richtlinien. Jede Stelle, die Zuwendung nötig hat und durch Berührung Linderung erfährt, ist für eine Massage geeignet.

Vertrauen Sie Ihrem Tastsinn, um Schlüsselpunkte ausfindig zu machen. Durch Übung werden Sie immer sensibler für Bereiche werden, wo sich blockierte Energien konzentriert haben und durch den Körper freigesetzt werden müssen. Fragen Sie Ihren Partner, wenn Sie sich bei einer Stelle nicht sicher sind, und ermutigen Sie ihn, Ihnen jederzeit zu sagen, wenn er mehr oder weniger Druck wünscht.

An einer energiegeladenen Stelle spüren Sie vielleicht eine leichte Wärme und ein Kribbeln. Diese Empfindungen werden durch erhöhte Blutzirkulation und Körperelektrizität ausgelöst. Eine verbesserte Zirkulation ist ein Zeichen von Entspannung. Wenn Sie sich dies beim Massieren vergegenwärtigen, wird das den Heilungsprozeß verstärken.

Arbeiten Sie rund um eine Verletzung herum, nicht direkt über ihr. Üben Sie nie Druck auf einen Bereich aus, in dem sich ein blauer Fleck oder eine Verletzung befindet. Schmerzen sind ein Zeichen dafür, daß der Druck zu fest oder zu schnell erfolgt. Vermindern Sie den Druck sofort und massieren Sie langsamer. Bereiten Sie Genuß, um eine schnellstmögliche Heilung zu erzielen.

Bleiben Sie unbedingt entspannt, während Sie massieren. Beugen Sie sich sacht, nicht energisch vor, wenn Sie Druck ausüben. Verändern Sie Ihre Position sofort, wenn sie Ihnen unbequem wird. Passen Sie Ihre Streichbewegungen der Form der Muskeln an und zeichnen Sie die Knochenstruktur nach. Das verstärkt das Körperbewußtsein und Ganzheitsgefühl des »Patienten«.

Die tägliche Atmung

Atemtechniken können für sich allein oder für eine bessere Wirkung der Übungen angewendet werden. Die Koordination von Atmung und Bewegungen stärkt den Kreislauf und beschleunigt die Heilung. Das Anhalten des Atems erzeugt Spannung und schränkt die Bewegung ein.

Atmen Sie ein, wenn Sie sich ausstrecken, und atmen Sie aus, wenn Sie sich zusammenrollen. Das Ausatmen fördert das Nachlassen der Spannung. Lassen Sie Ihren Atem bestimmen, wann Sie mit einer Bewegung beginnen, statt umgekehrt. Bewegen Sie sich geschmeidig und stellen Sie sich vor, daß Ihr Atem Ihre Muskeln von innen her massieren kann.

Körper im Brennpunkt

Diese Ferien sollen Geist und Körper zugute kommen. Um am meisten von Ihren kurzen Pausen zu profitieren, konzentrieren Sie sich bei den Übungen auf Ihren Körper. Wenn Ihre Gedanken zu anderen Tätigkeiten oder Sorgen schweifen, dann führen Sie die Übungen aus, ohne Ihr Körperbewußtsein zu steigern. Der magische Schlüssel zur Ausgeglichenheit ist Aufmerksamkeit. Nicht so sehr, was Sie tun, sondern wie Sie es tun, bringt Entspannung.

Einfachheit ist eine Gabe

Die folgenden Übungen sind schnell und einfach auszuführen, erfordern keine lange Vorbereitung und können angehenden Olympioniken und eingefleischten Sofahockern gleichermaßen guttun. Es sind Auszüge aus komplizierten Techniken, die die Übenden mit den Grundzügen der richtigen Ausrichtung vertraut machen. Diese Übungen gehören zu denen, die ich in meiner 20jährigen Arbeit in der Gesundheitsvorsorge am effektivsten gefunden habe. Die besten und gründlichsten Methoden sind immer einfach.

Diese Übungen bewirken unter anderem, daß Sie Ihren Körper zu einer neuen Reaktion auf Schmerzen und Verspannungen erziehen, nämlich Verkrampfungen durch geschmeidige Bewegungen zu ersetzen. Entspannung wird Ihre automatische Reaktion auf Streß, Pein mit Genuß zu vertauschen ist ein kluger Schachzug. Es fühlt sich auch gut an. Viel Spaß.

Diesen Wälzer ... jeden Morgen auf die Taille gelegt und ruckartig auf und ab bewegt ... das reduziert das Bauchfett und stärkt die Bauchmuskeln.

P.G. Wodehouse

Energie noch und noch

Mach mal Pause

Die oberen Partien: Energiespender für Gesicht, Hals und Schultern

Fußheben

Geistige Führer

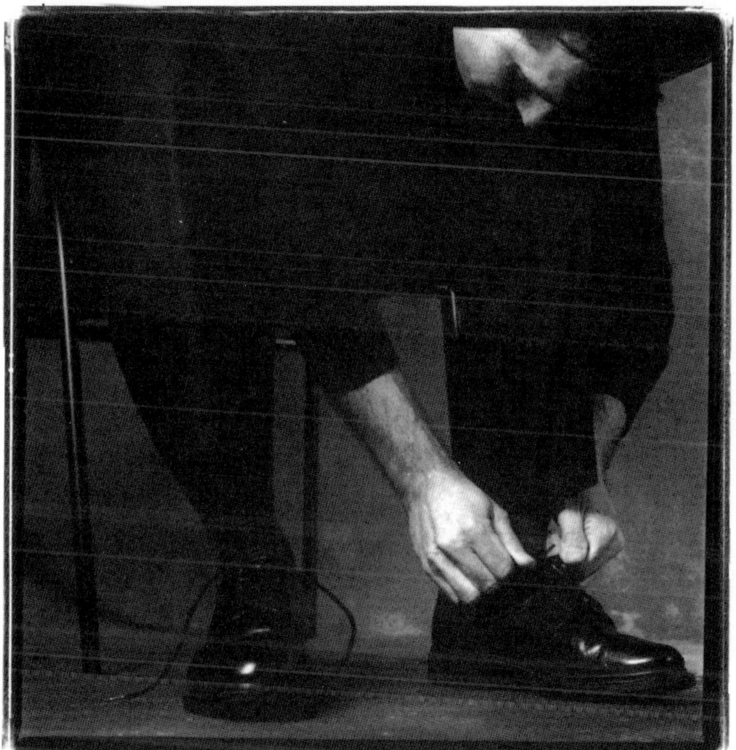

Energie noch und noch

Mach mal Pause

Der Körper hat unentwegt das Verlangen, sich zu verbessern und zu betätigen.

Marion Rosen

Was die meisten von uns als Streß bezeichnen, ist in Wirklichkeit zuviel von etwas sehr Gutem. Streß ist einfach ein Übermaß an Energie in einer bestimmten Situation, eine Überbelastung der Sinne, die uns besorgt statt erregt. Wir benötigen die Fähigkeit, unseren Energiespiegel zu regulieren, ihn zu heben oder zu senken, um den Bedürfnissen der jeweiligen Situation zu entsprechen. Die Techniken in diesem Buch ermöglichen es Ihnen, dies allein zu tun oder in Gegenwart anderer, wenn Sie sich entspannen müssen, aber nicht fortkönnen. Die Übungen regen Ihren Kreislauf an und lösen verspannte Muskeln.

Starker Streß verdoppelt nahezu Ihre Anfälligkeit für gesundheitliche Probleme. Zum Glück ist Lachen tatsächlich die beste Medizin. Freude und Spaß machen Sie weniger anfällig für Krankheiten und Verletzungen. Einfache Schritte wie Übungspausen, genug Schlaf, gute Ernährung, tiefes Atmen und Entspannung mit Freunden erhöhen Ihren Bestand an Antikörpern und Zellen, die Krankheiten bekämpfen. Energie kommt durch Entspannung. Das ist kein Scherz.

Das Leben ist ein gewagtes Abenteuer oder gar nichts.

Helen Keller

Die oberen Partien: Energiespender für Gesicht, Hals und Schultern

Erleuchtung ist nicht irgendein gutes Gefühl oder ein besonderer Geisteszustand. Der Geisteszustand, der sich einstellt, wenn man in der richtigen Haltung sitzt, ist Erleuchtung an sich.

Suzuki Roshi

Langes Arbeiten im Sitzen, Konferenzen, bei denen sich keiner in die Karten sehen lassen will, gesellschaftliche Anlässe, bei denen starr gelächelt wird, das alles kann die Muskeln Ihrer oberen Körperpartien strapazieren. Ein steifer Hals oder eine verspannte Schulter kann die Wirkung Ihres Auftretens mindern und Ihre Stimmung trüben. Die folgenden Übungen lösen die Verspannungen in diesen Bereichen und beleben Ihre Energie für den Rest des Tages. Eine Massage von Kopf, Hals und Schultern für einen Freund kann eine luxuriöse Behandlung sein.

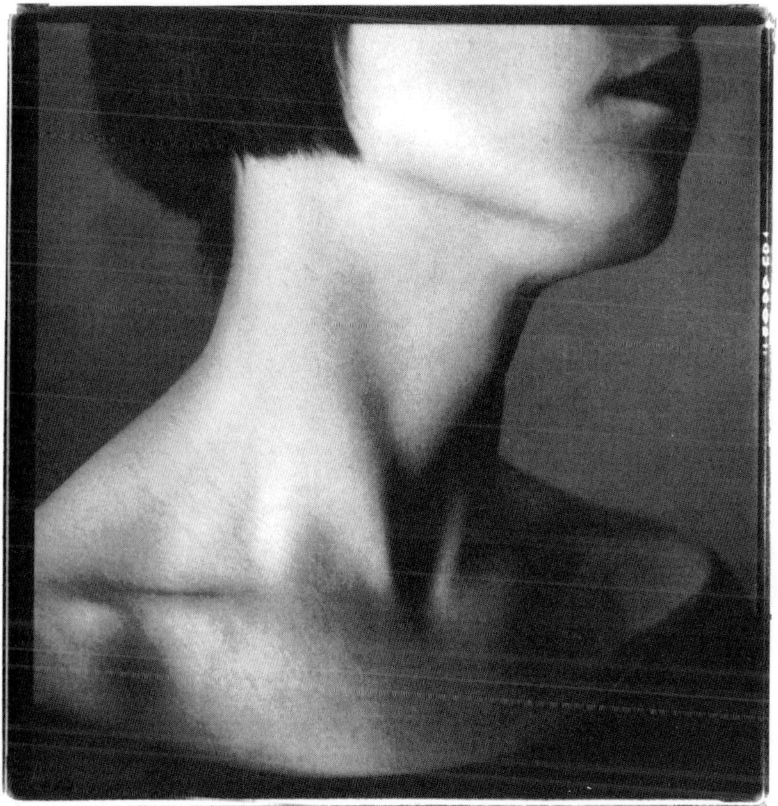

Gesichtspunkte

Dieses Schaubild zeigt einige Akupressurpunkte im Gesicht, die durch Massage helfen können, Spannungen abzubauen.

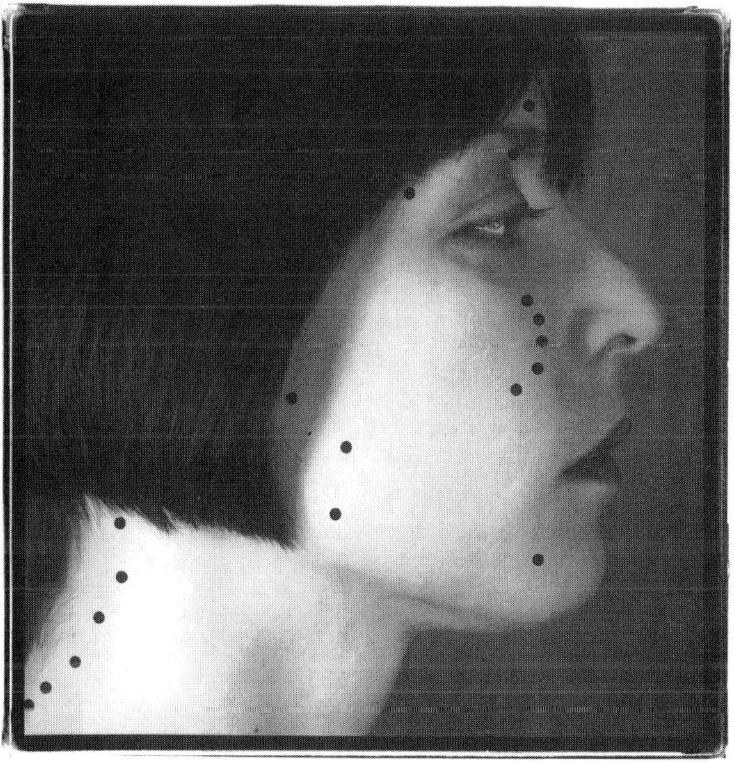

Federleichtes für den Hals

Entspannung auf einen Streich

1. Legen Sie die Fingerspitzen sanft auf die Wangenknochen.

2. Ziehen Sie sie am Hals auf beiden Seiten leicht nach unten.

3. Ziehen Sie die Fingerspitzen sanft über das Schlüsselbein.

4. Werden Sie schneller und verstärken Sie den Druck, während Sie an den Oberseiten der Schultern entlangstreichen. Bringen Sie dann die Hände zurück zu den Wangenknochen und beginnen Sie von vorn.

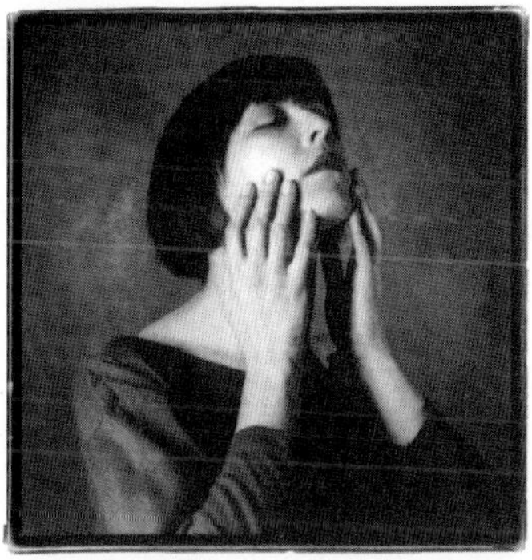
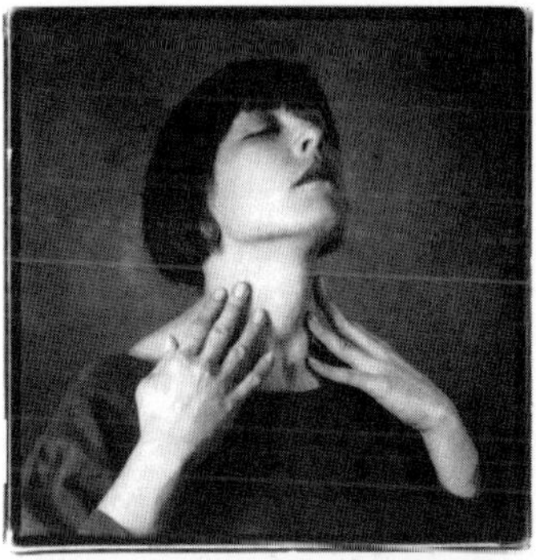
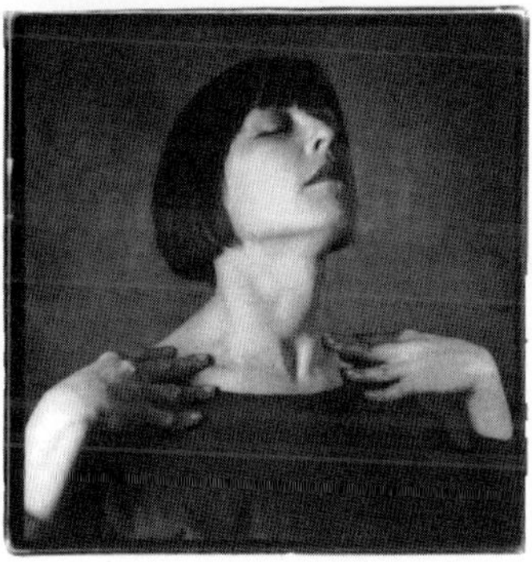
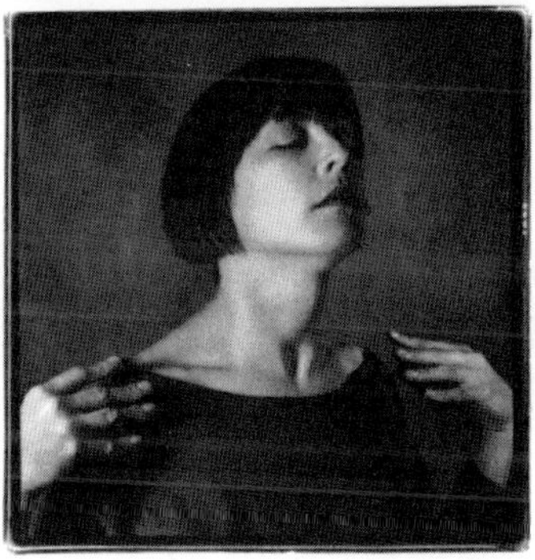

Entspannung für den Kiefer

So verhindern Sie, daß Sie aus dem Gleichgewicht geraten:

1. Legen Sie die Daumen auf Ihre Kiefergelenke unmittelbar vor den Ohrläppchen und die restlichen Finger auf den Hinterkopf. Üben Sie nach und nach mit den Daumen Druck auf die Kiefermuskeln aus.

2. Lösen Sie den Druck allmählich und nehmen Sie sich die nächste Stelle vor. Beginnen Sie am oberen Ende des Kieferknochens und arbeiten Sie sich dann bis zu den Ecken des Kinns vor. Wir pressen den Kiefer im Laufe eines Tages sehr oft zusammen. Hier kann eine Massage dem gesamten Gesichts- und Halsbereich tiefe Entspannung bringen.

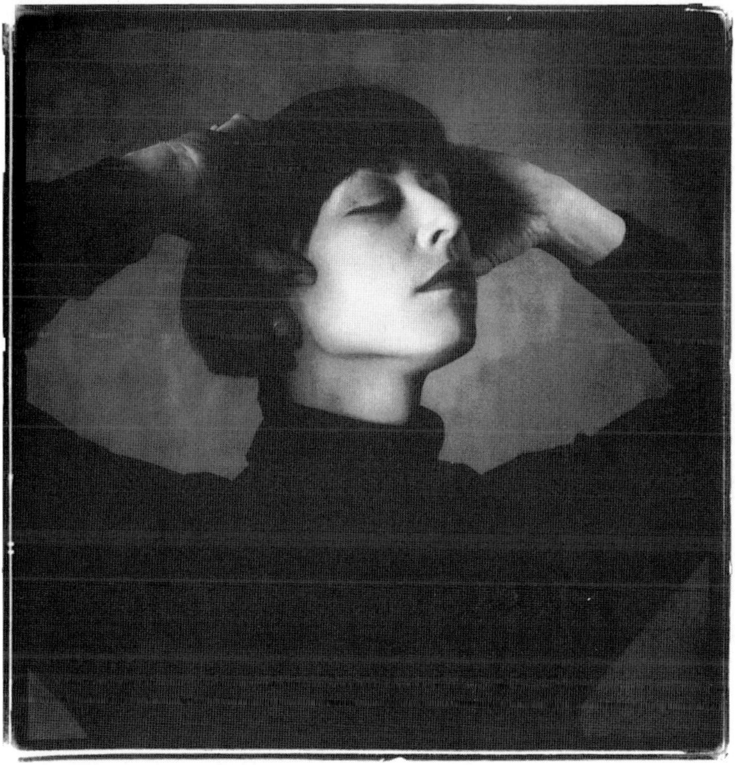

Entspannung für die Nebenhöhlen

Druck mit Druck bekämpfen

1. Legen Sie die Mittelfinger jeweils neben der Nase unter die Wangenknochen.
2. Üben Sie nach und nach Druck aus. Sie können ziemlich tief drücken, solange es angenehm ist.
3. Lösen Sie den Druck so allmählich, wie Sie ihn ausgeübt haben. Das sollte Ihren Nebenhöhlenbereich schnell öffnen. Bewegen Sie Ihre Finger an den Wangenknochen entlang zu anderen Stellen und wiederholen Sie die Übung. An manchen Stellen werden Sie mehr Erleichterung verspüren als an anderen, je nach Ihrem jeweiligen täglichen Befinden.

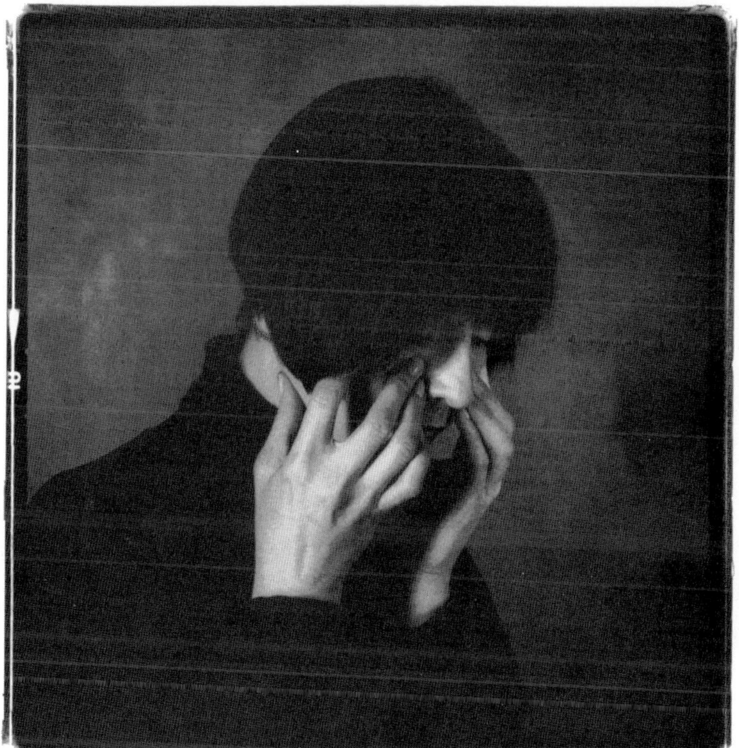

Kopf hoch

Verstand – entspannt

1. Ballen Sie die Fäuste. Halten Sie die Daumen dabei frei. Üben Sie mit den harten Spitzen Ihrer Fingerknöchel unmittelbar hinter den Schläfen Druck auf die Kopfhaut aus. Dann loslassen.

2. Gehen Sie mit den Knöcheln unmittelbar hinter den Ohren herunter zu den halbmondförmigen Fortsätzen des Schläfenbeins. Jeweils im Wechsel pressen Sie hier und lassen wieder los; machen Sie beim Pressen von den Zeigefingern bis zu den kleinen Fingern wiegende Bewegungen, wobei die Fäuste an Ort und Stelle bleiben.

3. Suchen Sie weitere verspannte Bereiche auf der Kopfhaut und wenden Sie diesen Faustwiegedruck an, um die Verspannungen zu lösen. Die Knöchel können nützliche Massagegeräte sein, wenn Ihre Finger zu müde sind, um fest zu drücken.

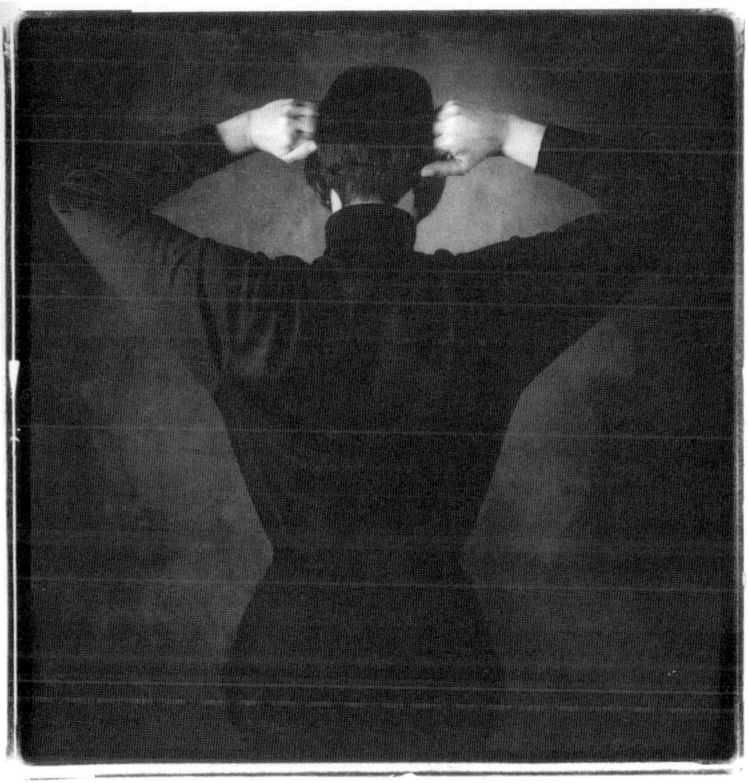

Hängematte für den Kopf

Stellen Sie sich über Ihnen wiegende Palmen vor.

1. Verschränken Sie die Hände im Nacken und lehnen Sie sich zurück.

2. Lassen Sie die Arme unverändert, drehen Sie den angelehnten Kopf langsam von einer Seite zur anderen, aber nur so weit, wie es angenehm ist. Versuchen Sie, Ihren Händen die Aufgabe zu übertragen, Ihren Kopf zu halten, damit Sie Hals- und Schultermuskeln entspannen und den Drehbereich vergrößern können.

3. Um die Entspannung zu vertiefen, stimmen Sie Ihre Atmung so auf die Bewegung ab, daß Sie einatmen, wenn Sie mit der Drehung zu einer Seite beginnen, und ausatmen, wenn Sie den Kopf in die andere Richtung drehen.

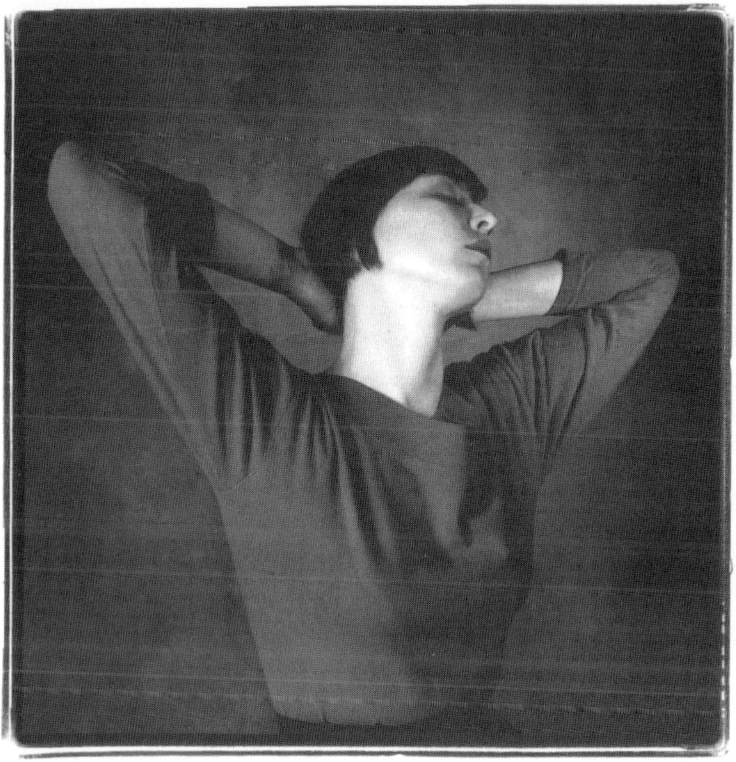

Nacken und Schultern

Das Hinterhauptsloch

Die Vertiefung an der Schädelbasis, wo der Nacken anfängt, das sogenannte Hinterhauptsloch, enthält eine Vielzahl von Nerven, die mit wichtigen Spannungsbereichen wie Augen, Nebenhöhlen, Schläfen, Stirn, Hals und Schultern verbunden sind. Eine Massage der auf dem Foto gezeigten Punkte kann zur Linderung von Kopf-, Augen-, Nebenhöhlen- und Nackenschmerzen beitragen.

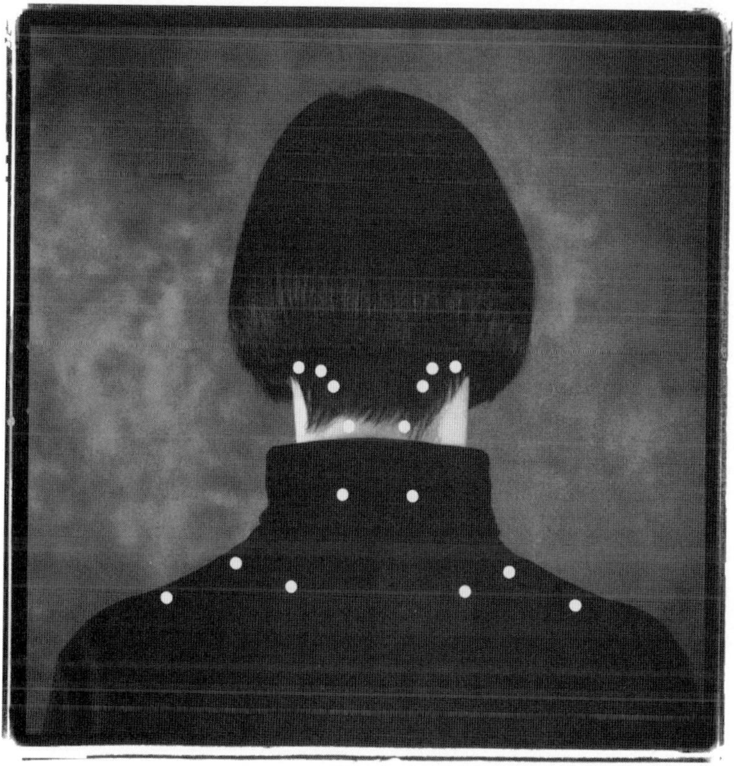

Hinterkopfdruck

Versteifungen lockern

1. Neigen Sie den Kopf nach links und legen Sie den Mittelfinger in die Vertiefung gleich rechts neben dem Halswirbel an der Schädelbasis.

2. Drücken Sie in die Vertiefung hinein. Verstärken Sie den Druck allmählich, während Sie gleichzeitig den Kopf aufrichten und die Hand zum Nacken schieben.

3. Wenn Ihre Hand fest in der Nackenbeuge verankert ist, behalten Sie diese Position bei und üben Sie weiter Druck aus. Sie können tiefer drücken, sobald Ihre Nackenmuskeln sich entspannen und jegliche Schmerzen dort nachlassen.

4. Lösen Sie den Druck ganz allmählich. Dann wiederholen Sie die Massage mit der linken Hand auf der linken Nackenseite.

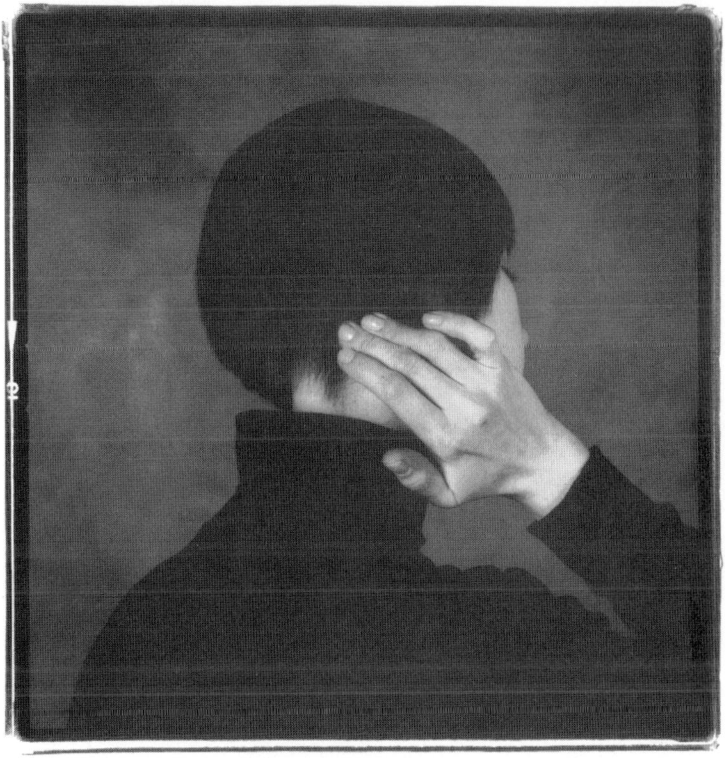

Hals- und Schulterpunkte

Auf der Vorderseite und an den Seiten des Halses wird ganz leichter Druck ausgeübt. Den Nacken- und Schulterpunkten kann stärkerer Druck guttun. Massieren Sie an diesen Punkten entlang; das kann Schmerzen im Kopf, in Schultern und Rücken lindern.

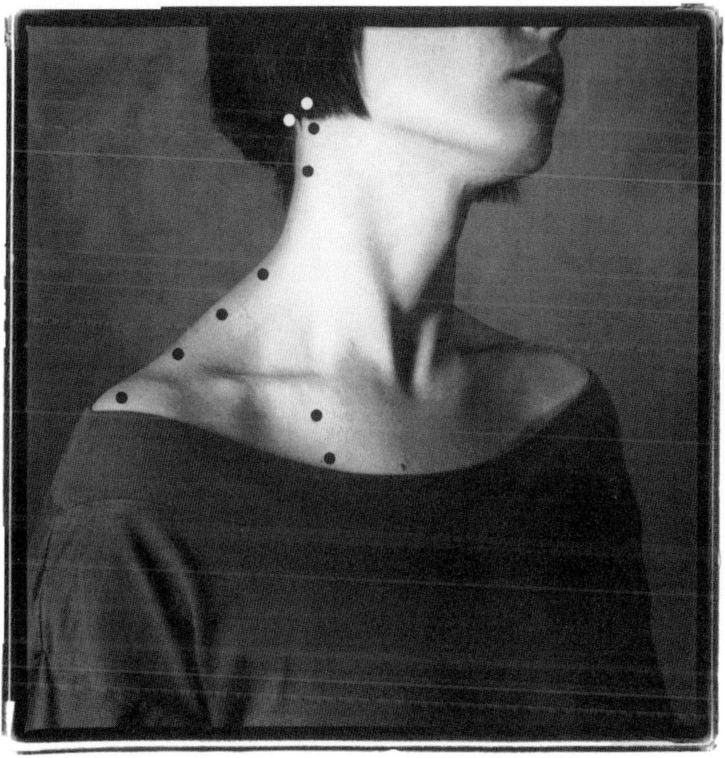

Trapezmuskelpunkte

Schulterverspannungen wie weggeblasen

1. Die Trapezmuskeln verlaufen von der Halsseite bis zu den Schulterspitzen und reichen noch in die obere Rückenpartie hinein. Die meisten von uns verspannen diesen Bereich aufgrund täglicher Belastungen. Eine Massage kann hier Schmerzen, Beschwerden und Reizungen weitgehend lindern.

2. Üben Sie mit dem Mittelfinger allmählich gesteigerten Druck an jeder schmerzenden Stelle entlang dem Muskel aus. Lösen Sie den Druck so langsam, wie Sie ihn gesteigert haben. Langsames Lösen verstärkt das Gefühl der Linderung. Kopfschmerzen sind häufig die Folge von verspannten Schultermuskeln. Bearbeiten Sie beide Schultern.

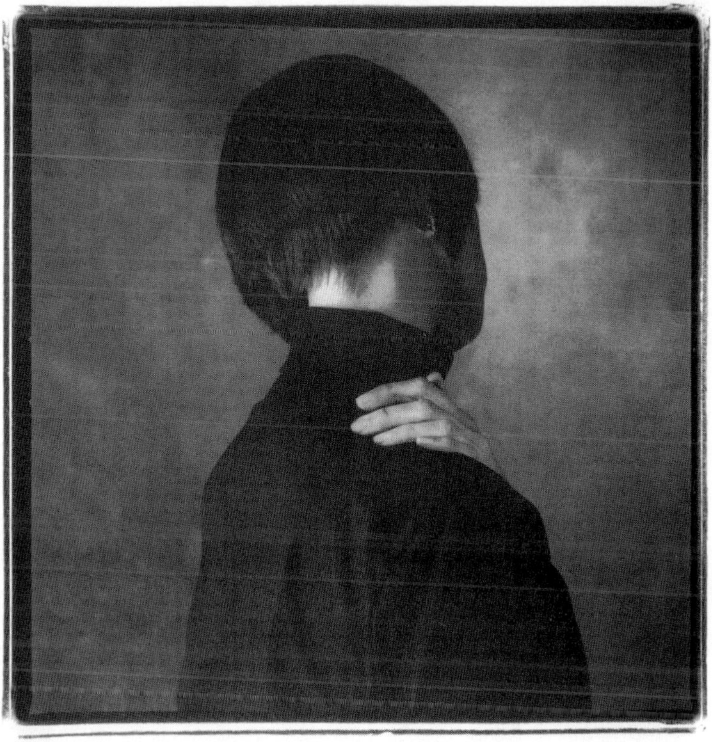

Erleichterung in der oberen Rückenpartie

Wenn Ihnen der Schmerz im Nacken sitzt: Schluß damit

1. Legen Sie sich mit angezogenen Knien auf den Rücken. Stützen Sie sich auf die Ellenbogen und lassen Sie den Kopf locker nach hinten sinken.

2. Entlasten Sie Ihren Rücken und halten Sie das Gewicht mit den Ellenbogen. Rollen Sie mit entspanntem Hals den Kopf von einer Seite auf die andere; zeigen Sie dabei mit dem Kinn in Richtung Schultern.

3. Als letzte Drehung ziehen Sie die Knie zur Brust und bringen Sie die Stirn Richtung Knie. Atmen Sie aus, wenn Sie sich anschließend flach auf den Boden legen.

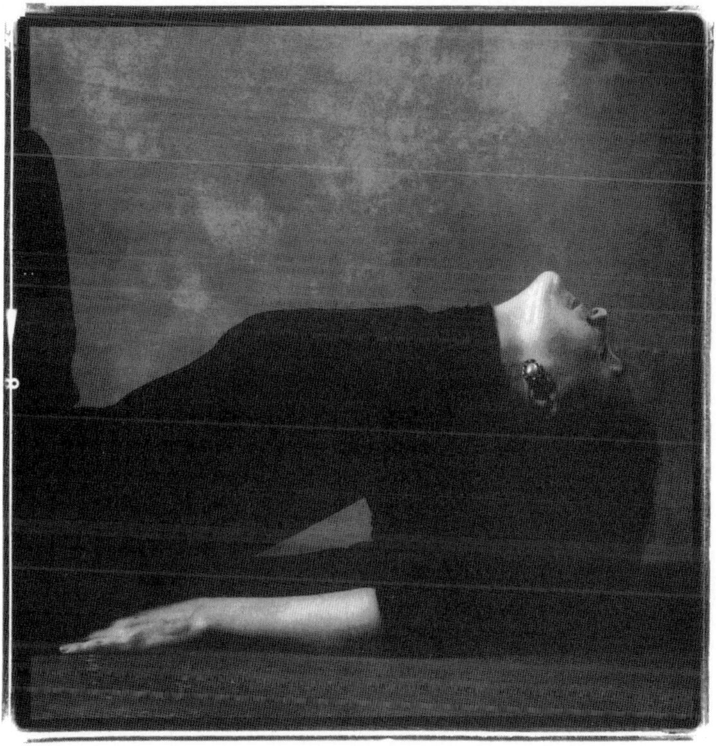

Schulterblattstütze

Schicken Sie Ihre Schulterverspannung zum Teufel

1. Setzen Sie sich entspannt auf einen Stuhl, der im Rücken gerade bis knapp oberhalb Ihrer Schulterblätter reicht. Heben Sie die Schultern und bringen sie die Schulterblätter so in Position, daß sie durch die Stuhllehne abgestützt sind.

2. Überlassen Sie nach und nach der Stuhlkante die Aufgabe, Ihren Rücken aufrecht zu halten, während Sie die Verspannung im oberen Rückenbereich und in den Schultern lockern.

3. Beugen Sie sich nach vorn und lösen Sie die Schultern von dem Stuhl. Lassen Sie die Schultern langsam sinken.

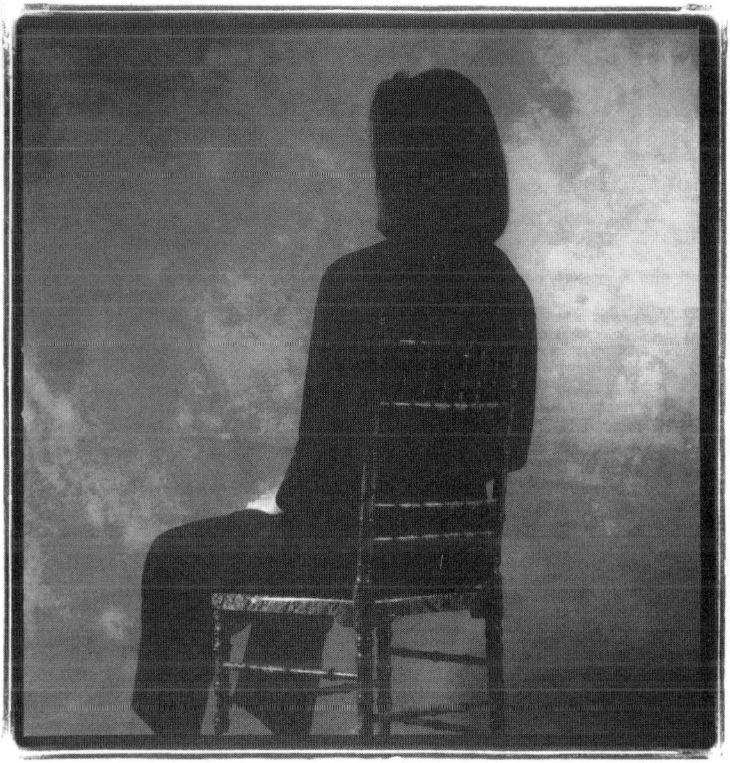

Erleichterung in der mittleren Rückenpartie

Strecken wie ein Filmstar

1. Mit dieser Übung können Sie den schwer zu erreichenden mittleren Rückenbereich und das Zwerchfell entspannen. Verschränken Sie die Hände hinter dem Kopf, strecken Sie die Ellenbogen nach hinten und heben Sie die Brust, so weit es geht.

2. Atmen Sie ein, während Sie sich nach rechts beugen, so daß der rechte Ellenbogen zum Boden zeigt und der andere in die Höhe geht. Halten Sie dabei den Oberkörper gerade, beugen Sie sich also nicht ab der Taille nach vorn, damit die Rippen an den Seiten gedehnt werden.

3. Atmen Sie aus, während Sie sich aufsetzen und den Kopf wieder in die Mitte bringen. Wiederholen Sie die Dehnung auf der anderen Seite. Führen Sie die Bewegung fließend von einer Seite auf die andere durch, atmen Sie aus, wenn Sie wieder in die Mitte kommen, atmen Sie ein, wenn Sie sich dehnen.

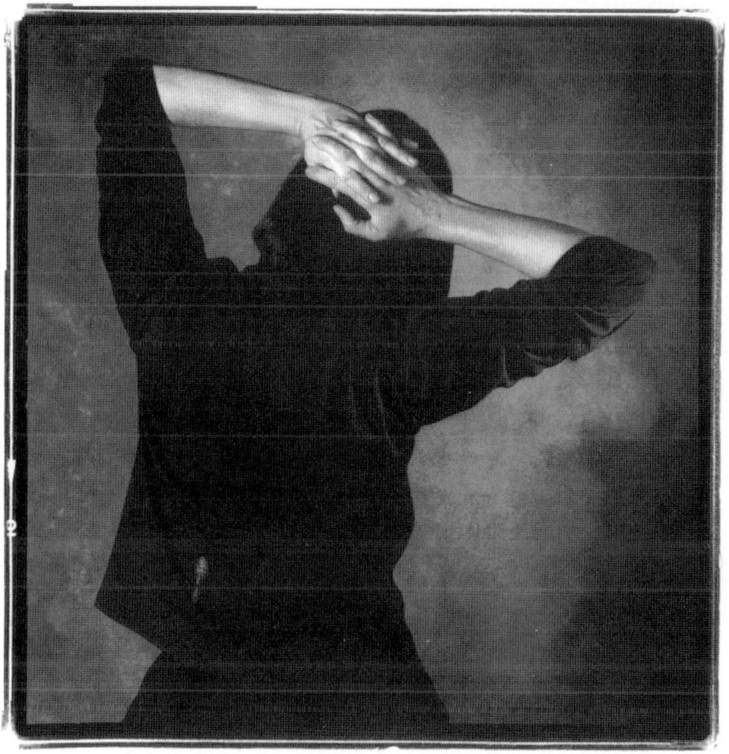

Rast am Tisch

Wie das Rückgrat Rückgrat zeigt

1. Die zusammengerollte Position des Fetus im Mutterleib ist eine der entspannendsten Positionen für den Körper, weil die Wirbelsäule nicht zusammengedrückt und die Arm-, Bein- und Halsmuskulatur nicht gedehnt ist. Nähern Sie sich sitzend der Fetalposition, um dem abwärts gerichteten Druck entgegenzusteuern, der bei langem Sitzen auf den Körper wirkt.

2. Legen Sie den Kopf entspannt auf die auf dem Tisch liegenden Arme. Bringen Sie die Knie in eine Position unmittelbar oberhalb der Hüften, indem Sie die Füße auf einen Fußschemel oder Bücherstapel stellen.

3. Schließen Sie die Augen und atmen Sie langsam und tief. Schon nach ein bis zwei Minuten werden Ihre Augen und Ihr Rückgrat regeneriert sein.

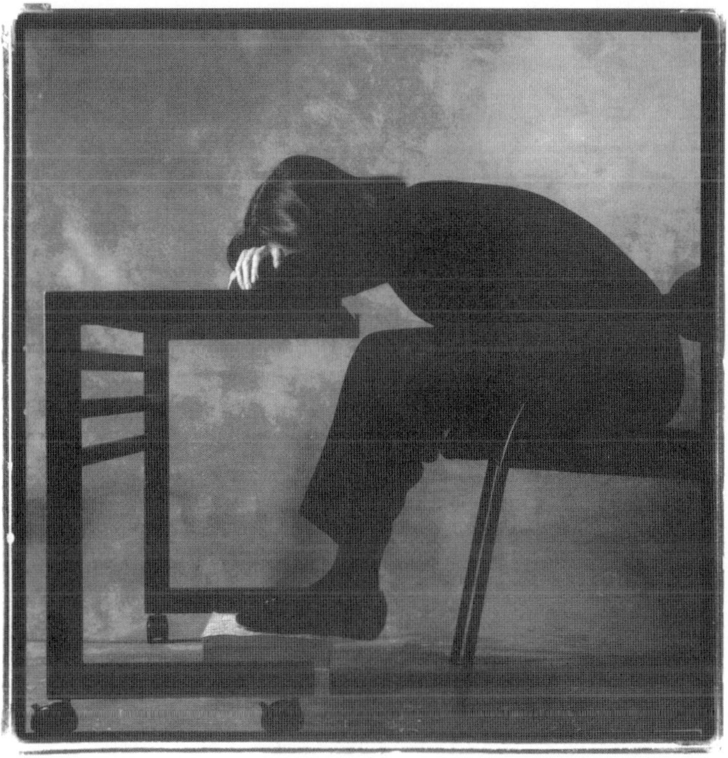

Fußheben

Leg deine Fuße in meinen Schoß, und ich werde ... die Verspannungen eines langen Tages lösen.

Jeanette Winterson

Psychologisch gesehen repräsentieren die Füße unsere Beziehung zur Erde, das heißt zu unseren Wurzeln, unseren Müttern, unserem Gefühl für Festigkeit und Realität. Physiologisch sind Füße eine intensive Zone, da Nerven des ganzen Körpers hier zusammenlaufen. Eine Fußmassage kann neue Energie in alle Körperteile senden. Wenn Sie am liebsten weglaufen würden, aber da bleiben müssen, wo Sie gerade sind, kann ein Rubbeln der Füße Ihnen helfen, »Stellung zu beziehen« und daran Gefallen zu finden. Eine Fußmassage für einen Freund ist ein Zeichen der Unterstützung und Anerkennung.

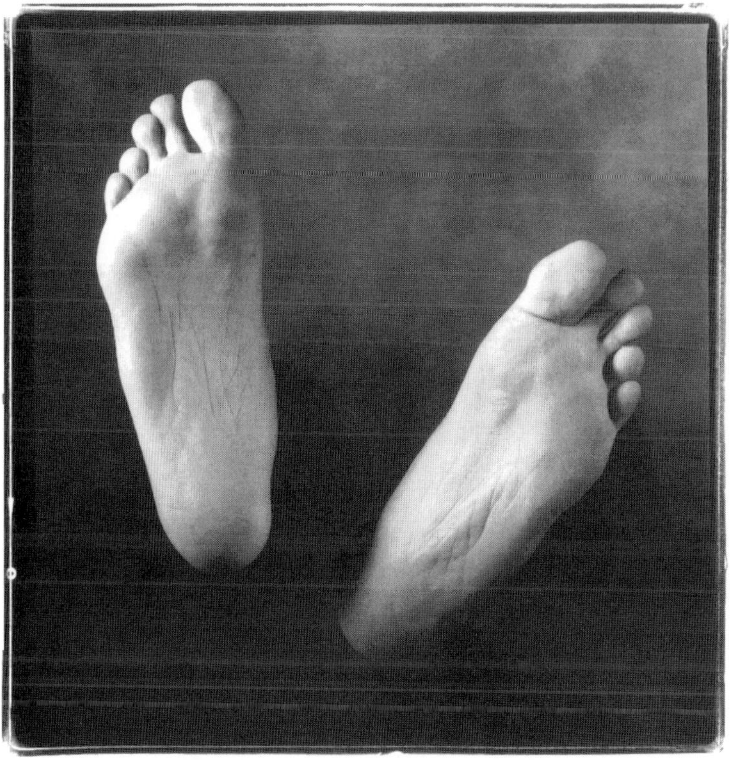

Fußpunkte

Diese Zeichnung zeigt die Zonen der Akupressurpunkte, an denen eine Massage die Heilung der entsprechenden Organe und Körperteile unterstützt.

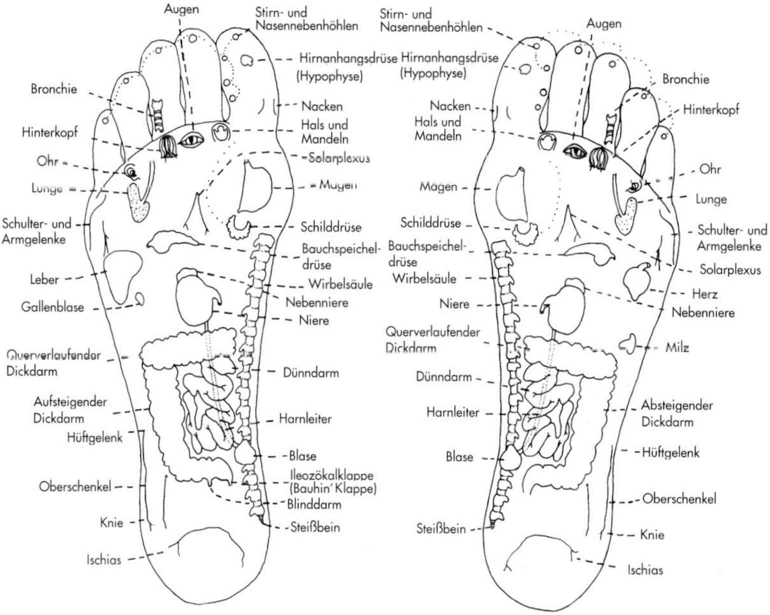

Rechter Fuß

Linker Fuß

Im Gleitschritt

Gewölbegang

1. Gleiten Sie abwechselnd mit Ihren Füßen jeweils kurz hintereinander über die Kante einer Stufe oder eines dicken Buches. Abgerundete Stufen eignen sich am besten, aber Bücher tun es fast genauso.

2. Variieren Sie Tempo und Druck und stützen Sie sich auf einem Tisch oder an einer Wand ab, so daß Sie richtig gleiten können.

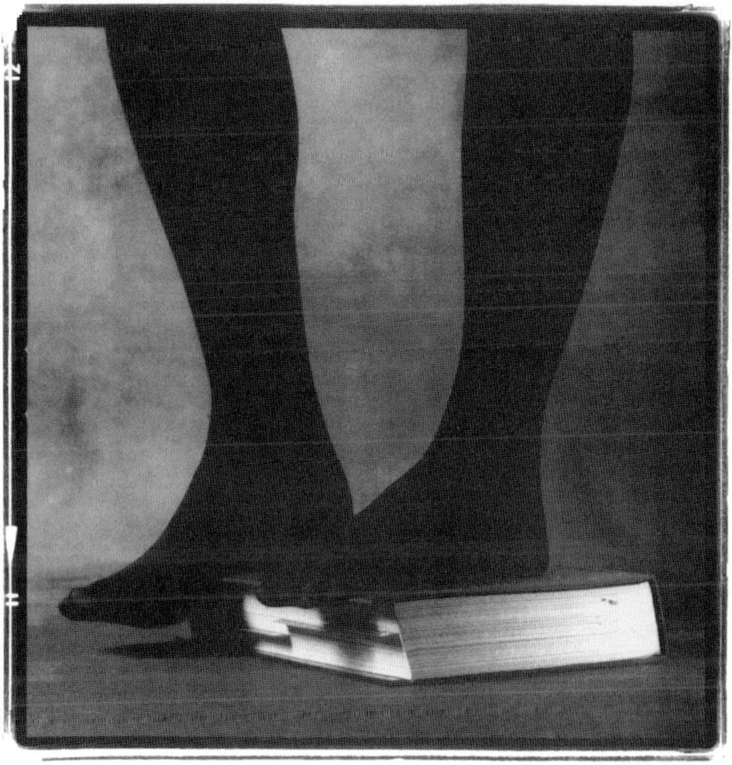

Fußball

Auf gleitenden Sohlen

1. Ein Ball kann ein anregendes Massagegerät sein. Nehmen Sie einen festen Gummi- oder Plastikball, der bequem unter Ihre Fußwölbung paßt.

2. Im Stehen oder Sitzen stellen Sie den Fuß auf den Ball und rollen diesen unter der Fußsohle herum. Verändern Sie den Druck nach Bedarf. Wiederholen Sie die Übung mit dem anderen Fuß. Das erfrischt Füße und müde Lebensgeister.

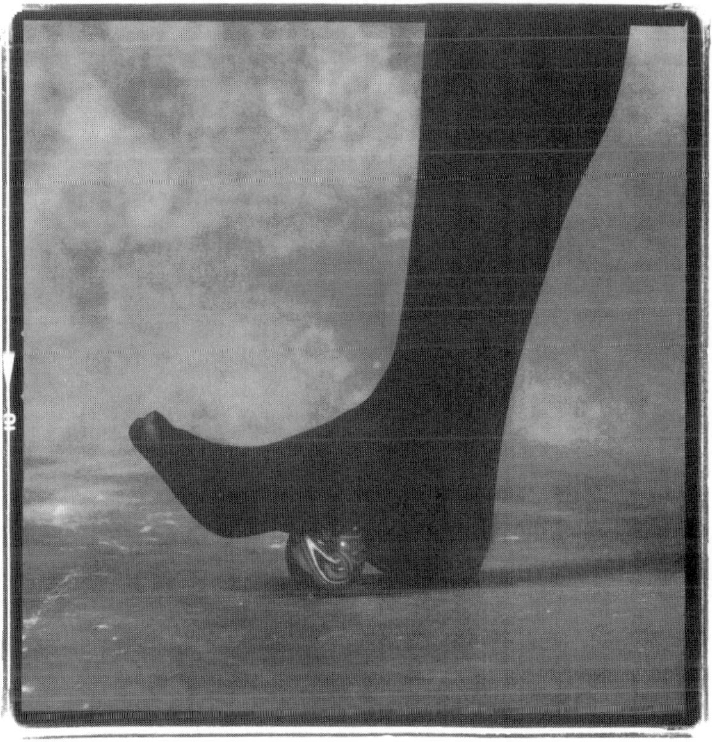

Druckpunkte in der Wölbung

Auf den Punkt gebracht

1. Die Wölbung des Fußes entspricht dem Rückgrat. Betrachten Sie das Akupressur-Schaubild und drücken Sie an der Fußwölbung entlang auf die Zonen, die im Schaubild markiert sind.

2. Wo immer Sie eine empfindliche Stelle finden, sollten Sie etwas länger massieren, denn der entsprechende Körperbereich dürfte unter Streß stehen und eine Wiederbelebung dringend nötig haben.

3. Sie können viele wichtige Punkte in der Fußwölbung auch dann erreichen, wenn Sie Schuhe anhaben. Probieren Sie diese heimliche Wiederbelebung unter dem Tisch aus.

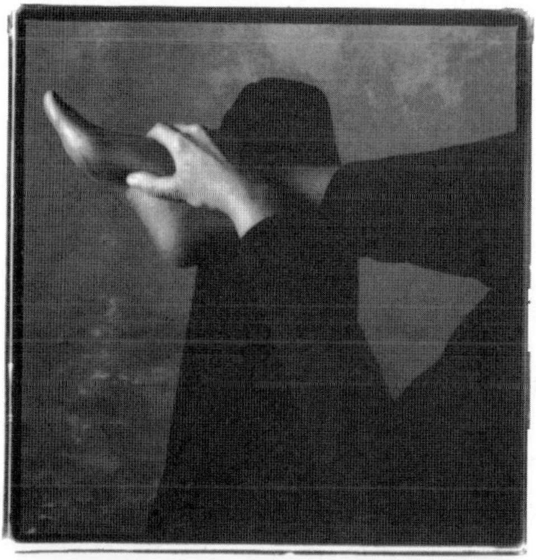

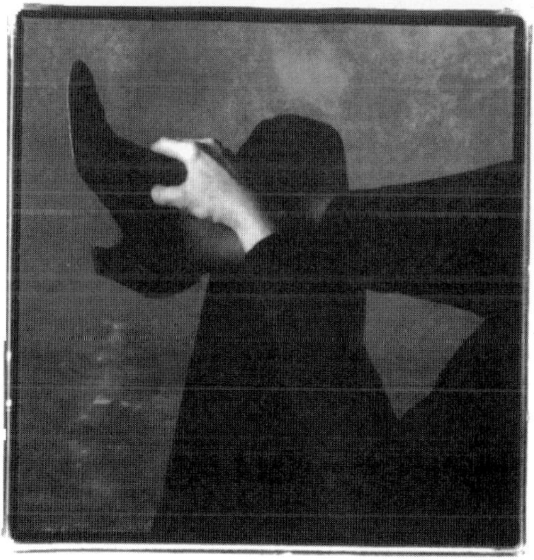

Druckpunkte am Knöchel

Den Fesselschmerz fesseln

1. Vielen Stellen um den Knöchel tut eine Massage gut, aber eine Stelle unterhalb des Sprungbeins ist ein besonderes Entspannungsfeld. Hier kann fester Druck Ihr Wohlbefinden steigern; dazu legen Sie die Finger so an, daß Sie mit dem Daumen fest drücken können.

2. Unterhalb des Sprungbeins befindet sich eine kleine Sehne. Drücken Sie unterhalb der Sehne und heben Sie den Daumen in Richtung Sprungbein. Von hier aus üben Sie nun weiter Druck aus. Beginnen Sie leicht und steigern Sie den Druck, sobald ein an dieser Stelle vorhandener Schmerz nachzulassen beginnt. Lassen Sie ganz allmählich los.

3. Wiederholen Sie das mit dem anderen Fuß. Dies ist ein äußerst wichtiger Akupunkturpunkt, der viele Bereiche des Körpers erreicht. Halten Sie den Druck so lange Sie können, und Sie werden mit Spannungslösung belohnt.

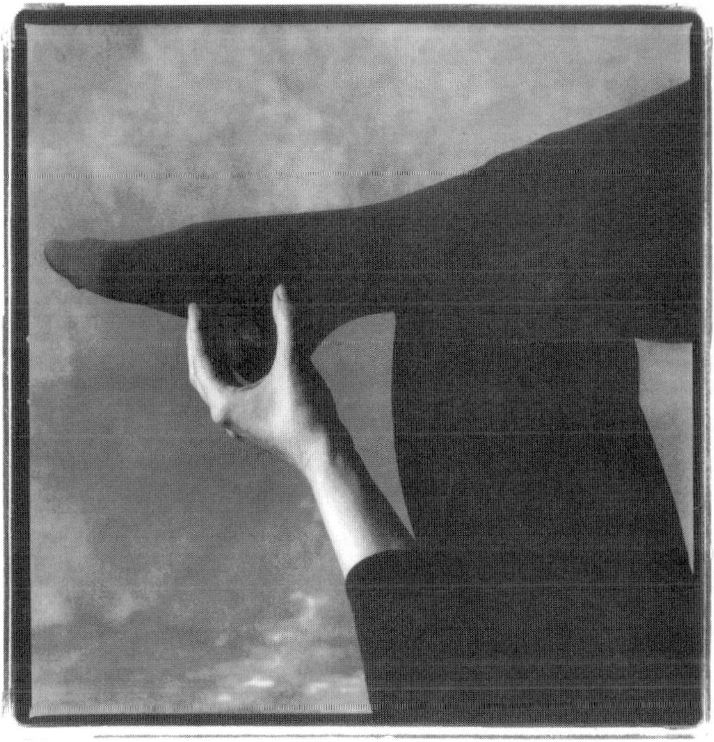

Sehnendehnen

In den Kuhlen suhlen

1. Behalten Sie Ihre Strümpfe an, sofern Sie nicht Öl oder Creme verwenden. Das Strumpfmaterial bietet eine geschmeidige Oberfläche für die Massage. Suchen Sie eine Vertiefung zwischen den Fußknochen und drücken Sie mit dem Daumen hinein.

2. Beginnen Sie so weit oben am Fuß, wie Sie mögen, und ziehen Sie den Daumen bis hinunter zu dem Gewebe zwischen den Zehen. Fester Druck kann sehr entspannend sein. Erkunden Sie sämtliche Vertiefungen.

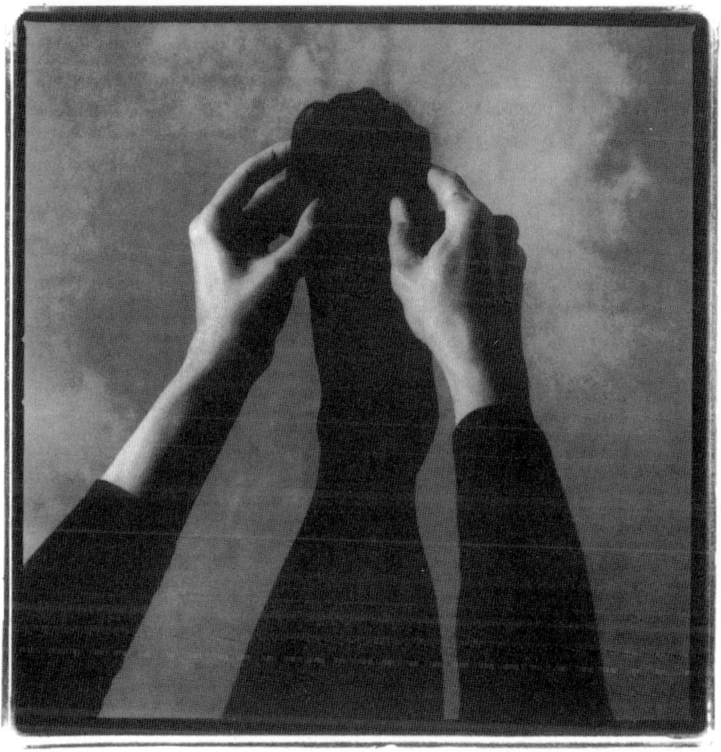

Zehenbiegen

Eine sanfte Erholung

1. Diese einfache Bewegung ist sehr entspannend, wenn sie langsam und sanft ausgeführt wird. Legen Sie die Fingerspitzen auf die Oberseite der Zehen. Biegen Sie die Zehen langsam so weit nach unten, wie es Ihnen angenehm ist.

2. Lösen Sie die Dehnung langsam. Dann wiederholen Sie die Übung mit dem anderen Fuß.

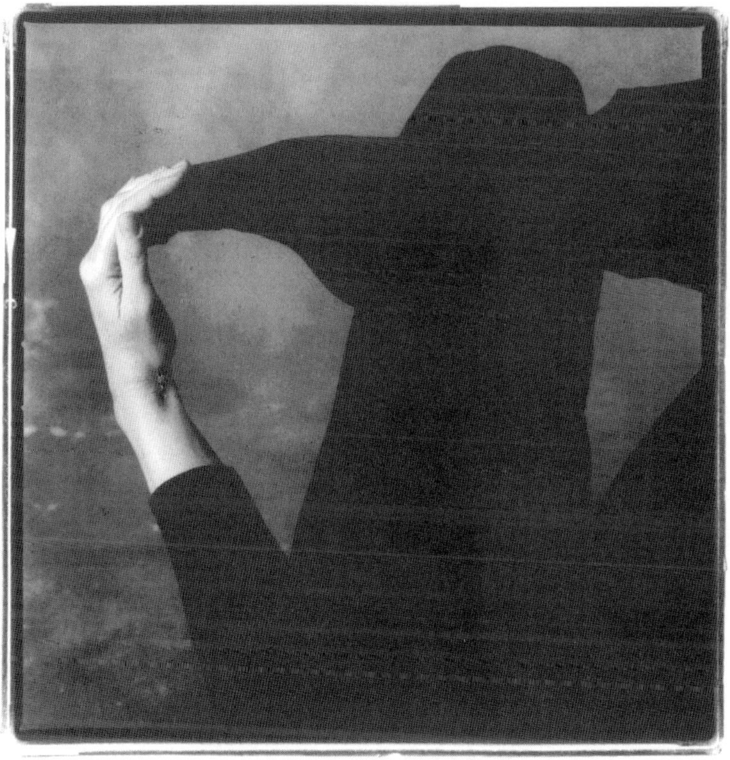

Stapeln und Strecken

Nicht brechen, biegen

1. Dies ist eine gute Dehnung für die verspannte Sitzmuskulatur. Stellen Sie eine Ferse auf die Zehen des anderen Fußes, beugen Sie sich vor, um Ihre Zehen zu fassen.

2. Bleiben Sie lange genug in dieser Position, um
   - die Halsmuskeln zu lockern, so daß Ihr Kinn in Richtung Brust zeigt,
   - die Rückenmuskeln zu lockern, so daß Ihr Rückgrat einen angenehmen Bogen bildet.
   - strecken Sie dabei beide Beine so weit wie möglich. Beugen Sie sich in der Taille vor und atmen Sie tief durch.

3. Lassen Sie langsam los. Wiederholen Sie die Übung mit dem anderen Fuß.

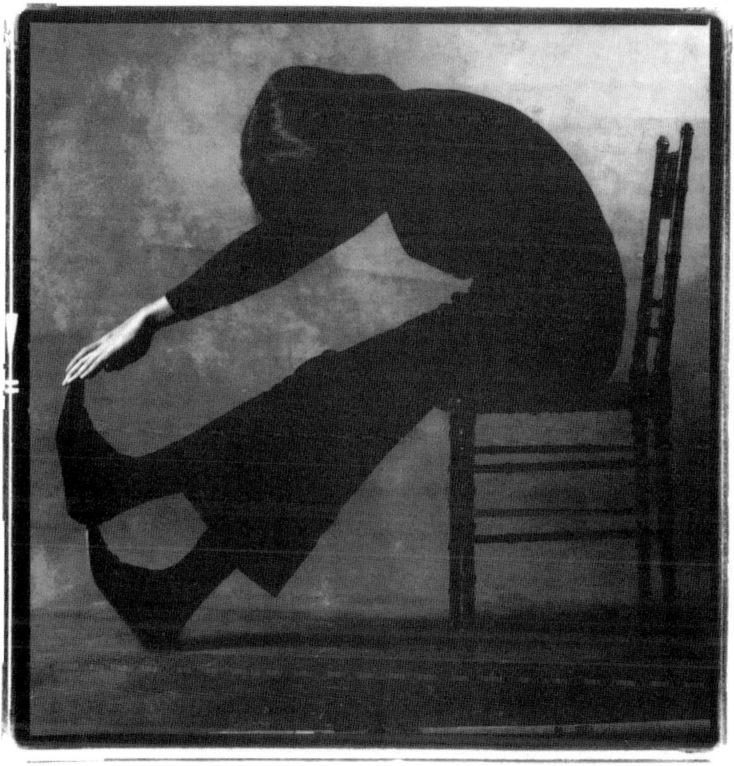

Geistige Führer

Ein Teil kann sich nicht wohl befinden, wenn sich das Ganze nicht wohl befindet.

Platon

Gesundheit ist ein Zustand des vollkommenen körperlichen, geistigen und sozialen Wohlbefindens und nicht nur das Nichtvorhandensein von Krankheit oder Gebrechen.

Satzung der Weltgesundheitsorganisation, 1946

Jede Reise kann durch einen guten Führer sehr gewinnen. Wir haben die Möglichkeit, uns durch ein geistiges Rollenspiel namens Visualisierung auf eine Forschungsreise in unser inneres Ich zu begeben. Wenn Sie eine ruhige Minute für sich haben, schließen Sie die Augen und atmen Sie entspannt. Stellen Sie sich vor, ein Mensch Ihrer Wahl führt Sie auf einer spirituellen Suche. Sie können laut sprechen, um die Vorgänge zu beschreiben, oder einfach Bilder erscheinen lassen. Lassen Sie vor Ihrem inneren Auge Idealbilder davon entstehen, wo und wie Sie gerne sein möchten. Diese Bilder sind Trainingsfahrten, damit Sie lernen, im täglichen Leben nach Ihren höchsten Maßstäben zu handeln, und sie können Ihnen helfen, Ihre Richtung zu bestimmen, wenn Sie meinen, sich verirrt zu haben, oder wenn Sie unentschlossen sind.

Der Geist ist ein Teil des Körpers, und eine ausgeglichene Wechselwirkung zwischen diesen Aspekten unseres Ichs bewahrt uns unsere Gesundheit. Mentale Entspannungs-

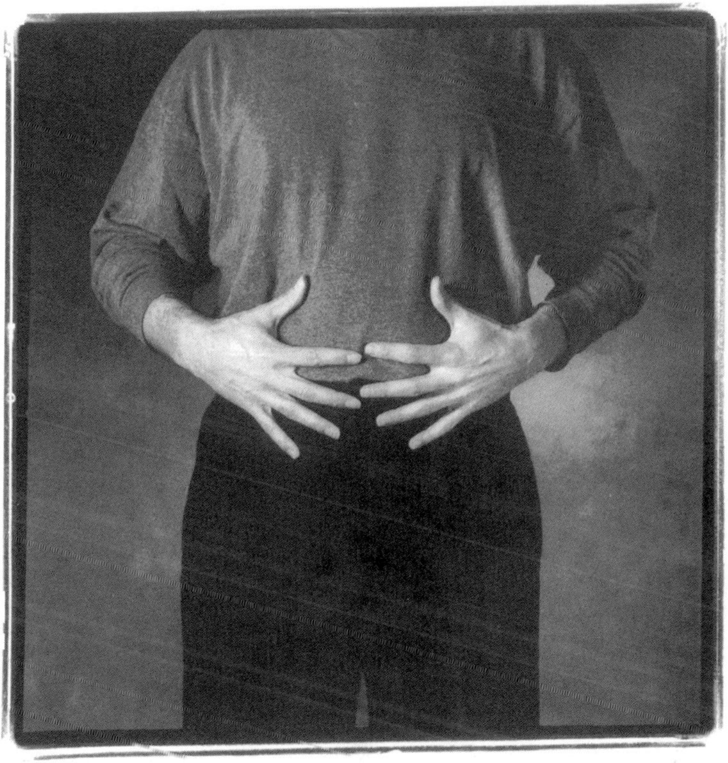

übungen runden unser Fitneßprogramm ab und können während einer Krise zu unsichtbaren Waffen gegen den Streß werden. Selbst kurze Visualisierungen von Orten und Menschen, die Sie lieben, oder Bilder von Ihrem gut funktionierenden Organismus können helfen, Sie zu heilen und zu einer positiveren Lebenseinstellung beitragen. Erfinden und trainieren Sie Ihre eigenen Heilungsvisionen. Sie werden Ihnen positive Ergebnisse bringen. Die Verwendung von Bildern aus Ihren Träumen oder die Kombination von Atemübungen mit Visualisierungen kann besonders effektiv sein. Wenn Sie tief in Ihren Körper hineinatmen, erzielen Sie mit Ihren Imaginationsübungen eine tiefere Entspannung.

Leben und Atmen

Allen Dingen ist derselbe Atem gemeinsam.

Häuptling Sealth

Wenn Sie einatmen, wird Sauerstoff aus der Sie umgebenden Luft in Ihre Lungen eingezogen. Bei den folgenden Übungen werden Sie aufgefordert, sich vorzustellen, daß Sie in einen Körperteil hineinatmen können, um ihn zu entspannen. Das ist in etwa das, was tatsächlich geschieht. Von den Lungen wird Sauerstoff in die Blutzellen transportiert, die ihn im ganzen Körper verteilen, wo er vom Gewebe aufgenommen wird. Die Vereinigung von Sauerstoff und Gewebe erzeugt Wärme und hält den Körper bei einer gleichbleibenden Temperatur, und daher können Sie Ihren

Körper durch tiefes Atmem erwärmen. Der gestärkte Kreislauf wirkt entspannend und verjüngend.

Sauerstoffmangel kann schwerwiegende Folgen haben. Wir können viele Tage ohne Nahrung oder Wasser leben, aber ohne Sauerstoff können wir nur etwa fünf Minuten lang leben. Selbst eine relativ geringfügige Verminderung des Sauerstoffs beeinträchtigt Sehvermögen, Motorik, Denken, Urteilsvermögen und Bewußtsein. Diese für einen funktionierenden Organismus lebenswichtigen Aspekte werden allesamt von der Sauerstoffmenge beeinflußt, die in die wichtigsten Organe des Körpers gelangt.

Erschöpfung, Nikotin und chemische Beruhigungsmittel wie Alkohol reduzieren die Sauerstoffmenge, die sich im Blut verteilt, und beeinträchtigen somit Urteilsvermögen, Stimmung und Leistung. Aber umgekehrt funktioniert es genauso. Verbessern Sie die Sauerstoffzufuhr, und Sie werden ausgeglichener, vernünftiger, aufmerksamer und ruhiger.

Die hier beschriebenen Grundübungen für die Atmung bieten Ihnen Methoden, um die Atmung zu vertiefen, die Sauerstoffaufnahme zu verbessern, Erschöpfung entgegenzuwirken, spannungsbedingte Angstgefühle zu reduzieren und die Stimmung zu heben. Ein tiefes Durchatmen, egal wann, egal wo, gehört zu den besten Körperferien, die Sie sich gönnen können.

Bauchatmung – Langsam

Schätze der Tiefe

1. Das Atmen hoch in der Brust ist mit tempogeladener Aktivität und Unruhe verbunden. Das Atmen tiefer im Bauch erzeugt ein Gefühl von Entspannung und Ruhe.

2. Egal, wo Sie sich berühren, Ihre Atmung wird Ihnen folgen. Legen Sie die Handflächen auf den Bauch, um Ihre Atmung dorthin zu bringen. Fühlen Sie, wie Ihr Bauch sich hebt, wenn Sie einatmen, und sich senkt, wenn Sie ausatmen.

3. Immer, wenn Sie sich zu angespannt fühlen, wenden Sie die langsame Bauchatmung an, um wieder zur Ruhe zu kommen.

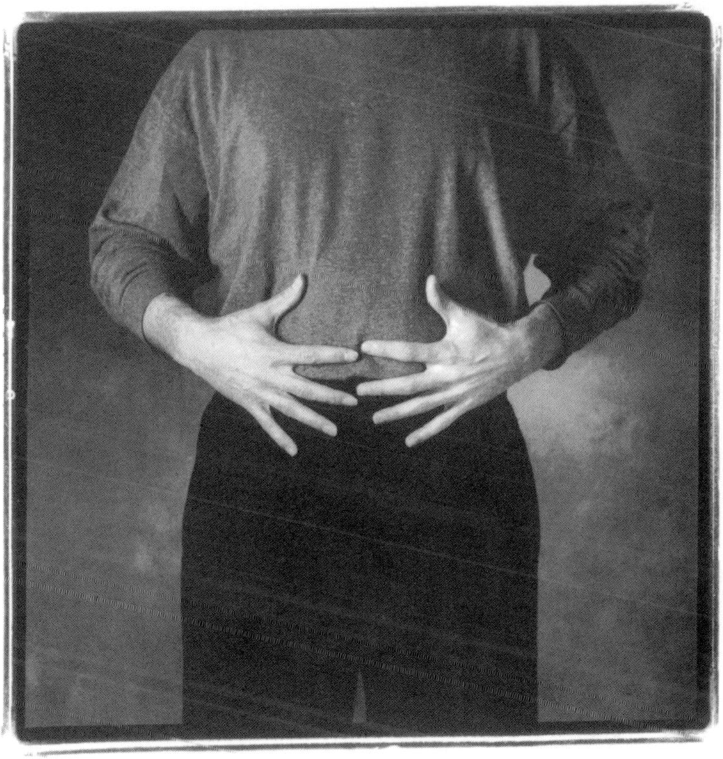

Bauchatmung – Schnell

Bauch-Hauch

1. Diese Atmung wird Ihnen zu mehr Energie verhelfen. Sie sollte im Sitzen ausgeführt werden, weil sie manchmal Schwindelgefühle erzeugt.

2. Legen Sie die Hände auf den Unterleib. Sitzen Sie aufrecht, mit entspanntem Bauch. Beginnen Sie, schnell und tief auszuatmen, erhöhen Sie dann Tempo und Tiefe. Steigern Sie den Druck beim Ausatmen, indem Sie die Bauchmuskeln einziehen.

3. Wenn Ihnen schwindlig wird, machen Sie ein paar langsame Atemzüge. Gehen Sie wieder zum schnellen Ausatmen über, sobald Ihr Kopf klar ist. Wiederholen Sie die Übung, wenn Sie sich schläfrig fühlen.

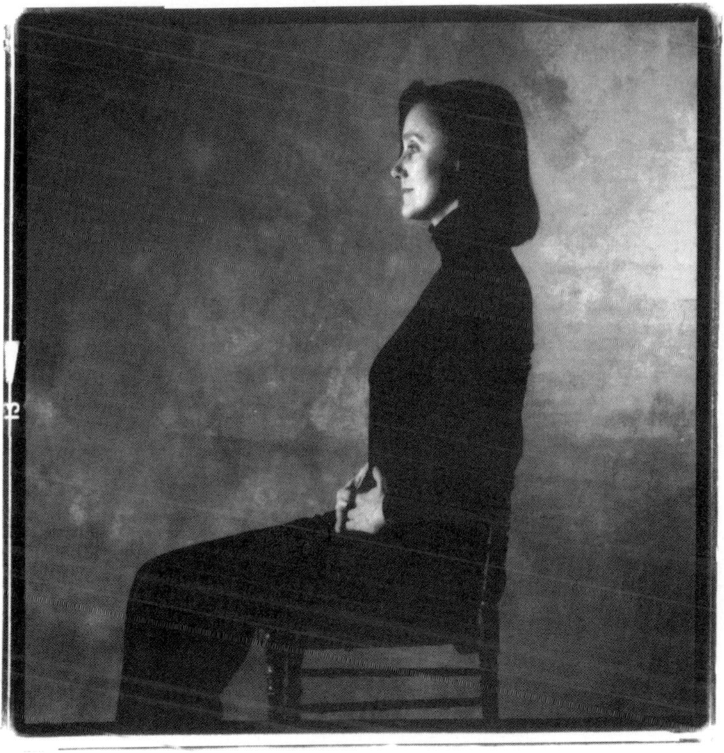

In Körperteile hineinatmen

Geisterball

1. Probieren Sie diese Technik mit den Händen und dann mit anderen Bereichen. Beim Atmen wird Sauerstoff in Ihren Körper gesogen und durch den Blutkreislauf in verschiedene Teile des Organismus transportiert. Visualisieren Sie diesen Vorgang und stellen Sie sich vor, daß Sie den Sauerstoff in einen bestimmten Körperteil fließen lassen können.

2. Stellen Sie sich vor, Sie können beim Ausatmen Sauerstoff durch Ihre Arme in Ihre Hände fließen lassen. Wenn Sie spüren, daß Ihre Handflächen warm werden, halten Sie sie übereinander so vor Ihre Taille, daß sie sich zugekehrt sind. Der erhöhte Blut- und Elektrizitätsfluß in diesem Bereich kann eine Form annehmen, häufig die eines Balls. Bewegen Sie die Hände um die Energieform herum; probieren Sie aus, wie weit auseinander oder eng zusammen Sie sie bewegen müssen, um die größte Intensität zu spüren.

3. Diese Übung löst Verspannungen in Armen und Händen. Machen Sie die Übung, bevor Sie eine Massage verabreichen, um die Entspannung zu fördern. Atmen Sie in jeden Körperteil hinein, den Sie kurieren möchten.

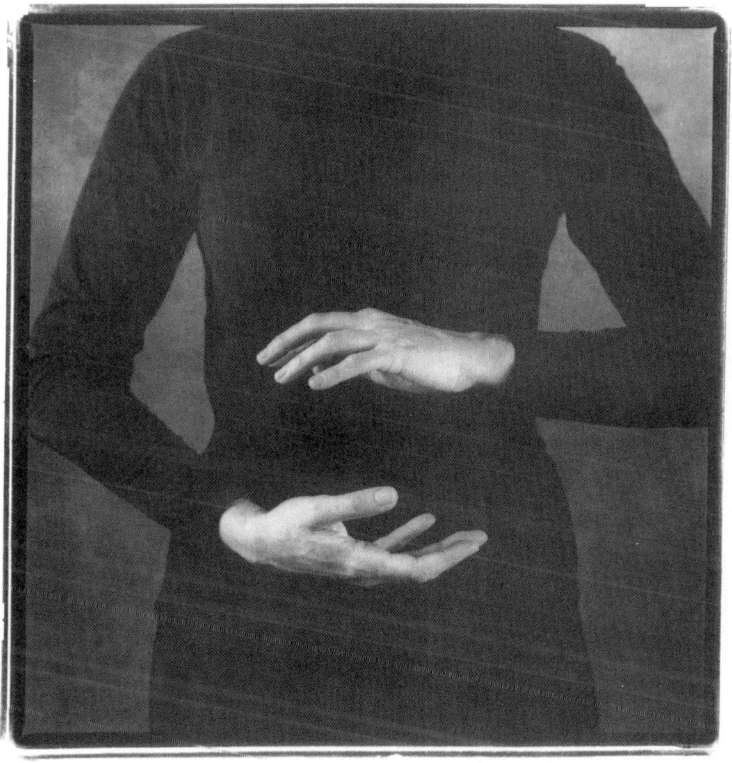

Pausenatmung

Pausenatmung ist eine Technik, um den natürlichen Atemrhythmus zu finden, den Sie hätten, wenn keine äußeren Einflüsse Sie daran hindern würden. Wenn Sie einmal Ihren eigenen entspannten Rhythmus spüren, haben Sie einen Vergleichspunkt bei Verspannungen. Immer, wenn Sie zu einem ruhigeren Selbstgefühl gelangen wollen, hilft Ihnen die Pausenatmung. Lernen Sie sie im Liegen, wie in der folgenden Übung beschrieben. Später können Sie sie bei Bedarf jederzeit und überall anwenden.

Diese Übung wurde von Magdalene Proskauer entwickelt, einer Therapeutin aus San Francisco, die sich auf die psychologischen Aspekte der Atmung spezialisiert hat. Bei ihrer Methode wird die Atmung als Schwelle zu unseren Träumen und als Schlüssel zur körperlichen Ausgeglichenheit eingesetzt.

Während einer ungewöhnlichen Krise oder einer durchschnittlichen Routinearbeit ändert sich unser Atemrhythmus mit unserer Stimmung. Wir neigen dazu, unsere Atmung an die Rhythmen, die uns umgeben, anzupassen. Wenn das Lebenstempo nicht mehr angenehm ist, da es zu schnell ist, bringt die Verlangsamung unserer Atmung Entspannung.

Die Grundatmung

Legen Sie sich auf dem Bett oder Fußboden auf den Rücken. Ihre Arme sind entspannt an der Seite, lassen Sie die Füße seitlich fallen. Schließen Sie die Augen und erspüren Sie, wie Sie auf dem Boden liegen. Achten Sie darauf, ob irgendein Körperteil sich etwas verspannt anfühlt oder nicht bequem aufliegt. Konzentrieren Sie sich jetzt auf das Innere Ihres Körpers und achten Sie darauf, wo Sie eine Bewegung spüren, wenn Sie atmen.

Wenn Sie irgendwo eine Verspannung fühlen, versuchen Sie sich vorzustellen, daß Sie in die Verspannung hinein- und tatsächlich durch diesen Körperteil ausatmen können. Stellen Sie sich vor, daß der Atem Ihre schmerzenden Muskeln entspannt, während er durch sie hindurchfließt. In einen Körperteil hineinatmen können Sie überall, jederzeit, wenn Sie sich angespannt oder nervös fühlen. Lokalisieren Sie die verspannte Stelle und »atmen Sie hinein«. Atmen Sie synchron mit der Spannung (einatmen) und Entspannung (ausatmen) Ihrer Bewegung.

Wenn Sie diese Übung machen, lockern Sie Ihre Kleidung, falls sie eng in der Taille ist. Entspannen Sie Ihre Bauch- und Unterleibsmuskulatur und lassen Sie den Atem tiefer in Ihren Körper sinken. Legen Sie eine Hand mit der Handfläche nach unten auf die tiefste Stelle Ihres Rumpfes, wo Sie die Bewegung Ihrer Atmung fühlen können. Lassen Sie die Hand eine Weile an dieser Stelle liegen, bis Sie unter der Handfläche das Heben und Senken Ihres Körpers beim Atmen spüren. Lassen Sie jetzt Hand und Arm wieder seitlich des Körpers entspannen. Wenn Sie während dieser

Atmung Bilder von sich oder andere Bilder sehen, merken Sie sich diese, um sie später zu zeichnen oder aufzuschreiben.

Entspannen Sie Ihren Kiefer und öffnen Sie den Mund ein wenig, so daß Sie durch ihn ausatmen können. Sie müssen nicht schwer atmen. Entspannen Sie sich und atmen Sie natürlich. Atmen Sie durch die Nase ein; atmen Sie durch den Mund aus und machen Sie am Ende der Atmung eine Pause, bevor Sie wieder Atem holen.

Diese Pause ist der Schlüssel zur Wirksamkeit der Atmung. Während der Pause geschehen entscheidende Dinge mit Ihrem Körper; tatsächlich atmen Sie noch immer aus, obwohl Sie vielleicht das Gefühl haben, daß nichts geschieht. Die Vertiefung der Ausatmung holt die ganze verbrauchte Luft aus Ihren Lungen und schafft mehr Platz für frische Luft, wenn Sie einatmen. Die meisten von uns atmen nicht tief genug aus. Wenn Sie das Gefühl haben, daß Sie nicht genug Luft holen können und gerne tiefer einatmen möchten, liegt das oft daran, daß Sie nicht tief genug ausgeatmet haben, um in Ihren Lungen Platz für neue Luft zu schaffen. Dies sind gewöhnlich die Atembeschwerden bei Asthma. Die Ausdehnung der Ausatmung kann helfen, Asthmasymptome zu lindern.

Sie haben nun am Ende der Ausatmung eine lange Pause gemacht. Jetzt untersuchen Sie die Pause. Wie fühlen Sie sich dabei? Haben Sie das Gefühl, daß die Pause zu lang war? Nicht lang genug? Sind Sie ein wenig besorgt, daß Ihr Körper nicht von alleine wieder einatmet, wenn Sie ihn nicht zwingen? Denken Sie an Ihre Atmung während des Schlafes. Da müssen Sie sich nicht befehlen zu atmen.

Denken Sie an Tiere, die atmen, während sie ruhen. Ihr Atem ist lang und fließend. Sie befehlen sich nicht zu atmen. Auch Sie können lernen, darauf zu vertrauen, daß Ihr Atem immer wiederkehrt.

Lassen Sie die Pause so lang sein, wie sie es möchte. Es kann Ihnen sehr lang vorkommen. Probieren Sie, ob Sie warten und die Pause durchhalten können, bis Ihr Körper von sich aus wieder einatmen will. Atmen Sie durch die Nase ein; atmen Sie durch den Mund aus; dann machen Sie Pause und warten ab. Es ist ein wenig so, als würden Sie am Strand stehen und warten, bis wieder eine Welle heranrollt. Versuchen Sie, ein Tempo zu finden, bei dem Sie weder den Atem anhalten, um die Pause zu verlängern, noch sich den Befehl zum Einatmen geben. Atmen Sie in diesem Rhythmus, so lange Sie möchten.

Was wir »Ich« nennen, ist nur eine Schwingtür, die sich bewegt, wenn wir einatmen und ausatmen.

Suzuki Roshi

Entspannende Tagesausflüge

Die im Vergnügen verborgenen Schätze

Den Rücken entzücken

Beugen und Kauern

Handliche Tips

Wochenend-Krieger-Kur

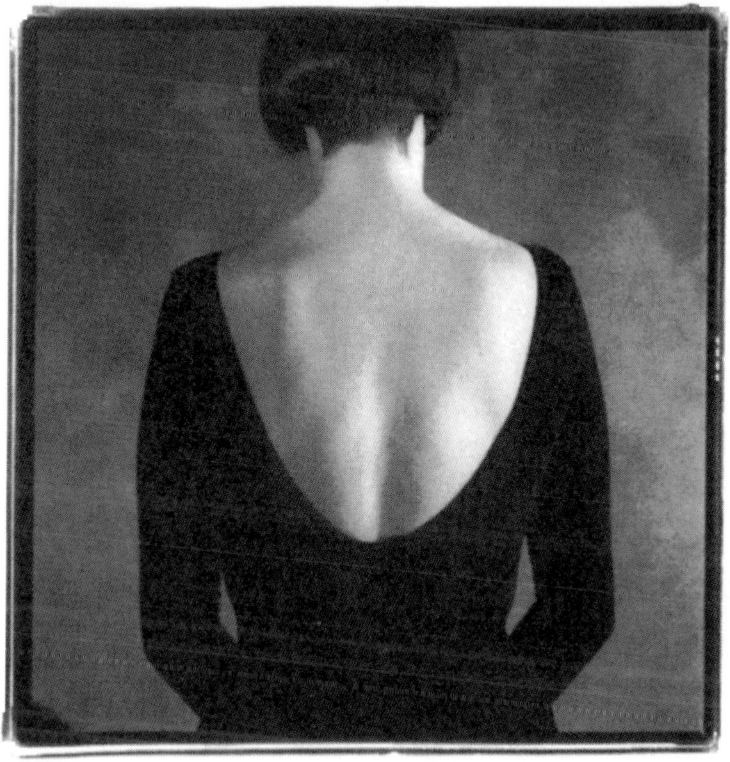

Entspannende Tagesausflüge

Die im Vergnügen verborgenen Schätze

Eins habe ich immer gekonnt: das Leben genießen. Wenn ich überhaupt eine Begabung habe, dann ist es die Begabung zum Leben.

Errol Flynn

Die Furcht vor Schmerzen ist einer der besseren Gründe für Bodybuilding. Wir, die wir die Phase »weitermachen bis zur totalen Erschöpfung« hinter uns haben, bekommen von heutigen Gesundheitsexperten zu hören, was die Hedonisten schon immer glaubten: Schmerzen sind das Signal für den Körper, etwas anderes zu machen, das ihn sich besser fühlen läßt.

Das Gefühl, das Sie haben, wenn Sie bis zur totalen Erschöpfung trainieren, entsteht nicht hauptsächlich durch die Fettverbrennung, sondern durch Muskel- und Geweberisse. Weil diese Risse Zeit brauchen, um zu heilen, werden Sie auf dem Weg zu Ihrem Fitneßziel stetigere Fortschritte machen, wenn Sie bis an die Schmerzgrenze gehen, aber nicht darüber hinaus.

Die Übungen in diesem Abschnitt können durchgeführt werden, um alltägliche Schmerzen und Beschwerden zu lindern. Sie entspannen auch Rücken, Nacken und andere streßanfällige Bereiche, denen Vorbeugungsmaßnahmen guttun. Wenn das, was Sie tun, Spaß macht, werden Sie gesündere Ergebnisse erzielen und es öfter tun. Nur zu.

Vergnügen Sie sich. Je mehr Genuß, desto besser. Es tut Ihnen gut. Steigern Sie Ihre Vergnügungsquote und erhöhen Sie Ihre tägliche Freudendosis. Ärztlich verordnet.

Das Leben ist zu wichtig, um ernstgenommen zu werden.
Oscar Wilde

Schulternheben

Übertreiben und loslassen

1. Atmen Sie ein, während Sie beide Schultern heben, so weit Sie können, und bleiben Sie mehrere Atemzüge lang in dieser Position. Das Übertreiben einer verspannten Haltung wie hochgezogene Schultern kann Ihnen helfen, sich den Zustand bewußt zu machen und zu merken, wenn Sie anfangen, sich zu verspannen.

2. Lockern Sie die Schultermuskulatur, wenn Sie ausatmen, und lassen Sie die Schultern sinken, so tief es geht, ohne es zu erzwingen. Führen Sie die Bewegungen ganz langsam und fließend aus. Womöglich beginnen Sie mit ruckartigen Bewegungen, die sich anfühlen, als würden Ihre Muskeln eine Treppe hinuntersteigen. Wenn Sie Ihre Muskelspannung lockern, werden Ihre Bewegungen anmutiger.

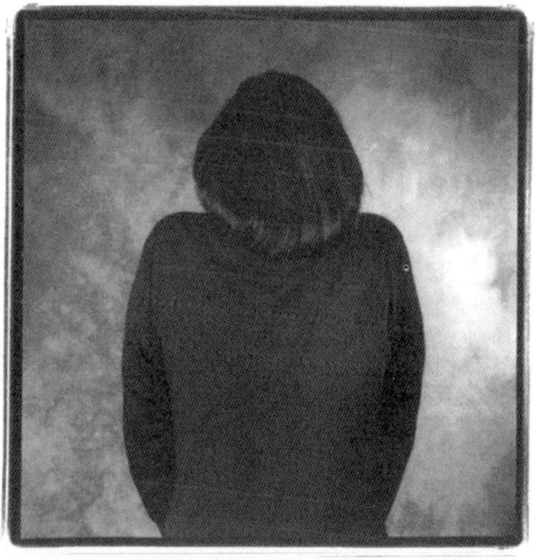

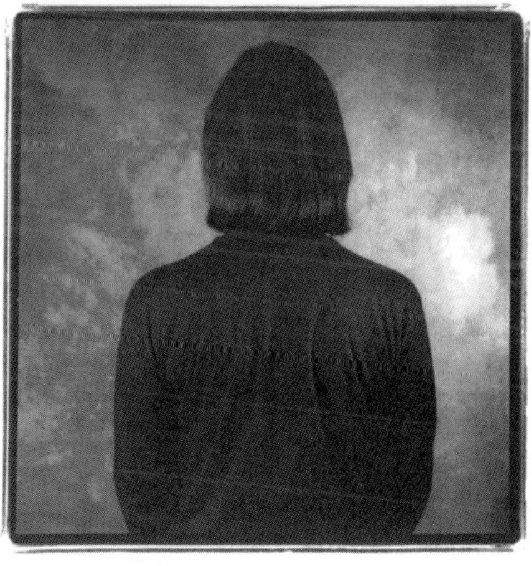

Rückenball

Bal(l)sam

1. Setzen Sie sich auf einen Stuhl, so daß Ihre untere Rückenpartie gestützt ist. Nehmen Sie einen luftgefüllten Ball von ca. 15 Zentimetern Durchmesser. Merken Sie sich die Position Ihres Rückens auf dem Stuhl, damit Sie sie mit Ihrem Rückenwinkel nach der Übung vergleichen können. Wo berührt Ihr Rücken den Stuhl?

2. Legen Sie den Ball so unter das Rückgrat, daß Sie ganz oder teilweise darauf sitzen. Bewegen Sie sich, bis Sie bequem sitzen. Dann verweilen Sie eine Zeitlang so und stellen sich vor, Sie können Ihre Ausatmung das Rückgrat hinunter und in den Ball hinein führen.

3. Nehmen Sie den Ball jetzt fort, so daß Sie wieder auf dem Stuhl sitzen. Vergleichen Sie Ihre Rückenposition mit der vom Anfang. Berühren jetzt andere Teile Ihrer unteren Rückenpartie den Sitz? Fühlen Sie sich behaglicher auf dem Stuhl? Eine kleine Erhebung am unteren Ende des Rückgrats hilft, die Wirbelsäule aufzurichten, so daß Sie ohne Anstrengung aufrecht sitzen können. Verwenden Sie ein kleines Kissen, wenn Sie keinen Ball zur Hand haben.

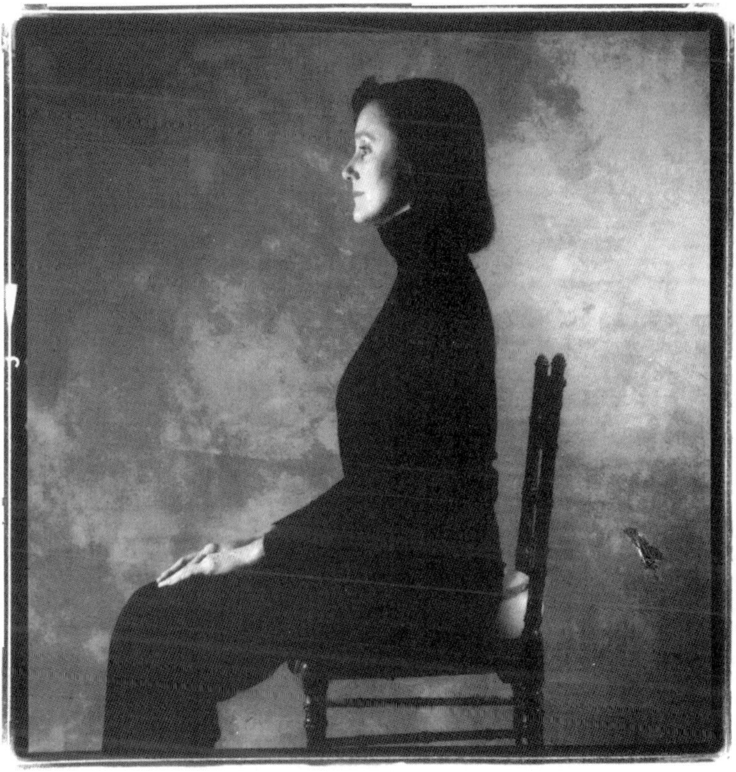

Pinguin

Flügel stutzen

1. Umarmen Sie sich, indem Sie die Handflächen so dicht an die Spitzen Ihrer Schultern bringen, wie es noch bequem ist.

2. Drücken Sie mit beiden Händen fest zu, während Sie zugleich beide Schulterblätter auswärts, vom Rückgrat weg drücken. Halten Sie den Rücken gerade und das Kinn nach unten, so daß Sie die Wirbelsäule in die Länge strecken, während Sie die obere Rückenpartie weiten.

3. Drehen Sie sich in der Taille von links nach rechts und zurück, so daß Sie Taillen- und Rippenbereich entspannen.

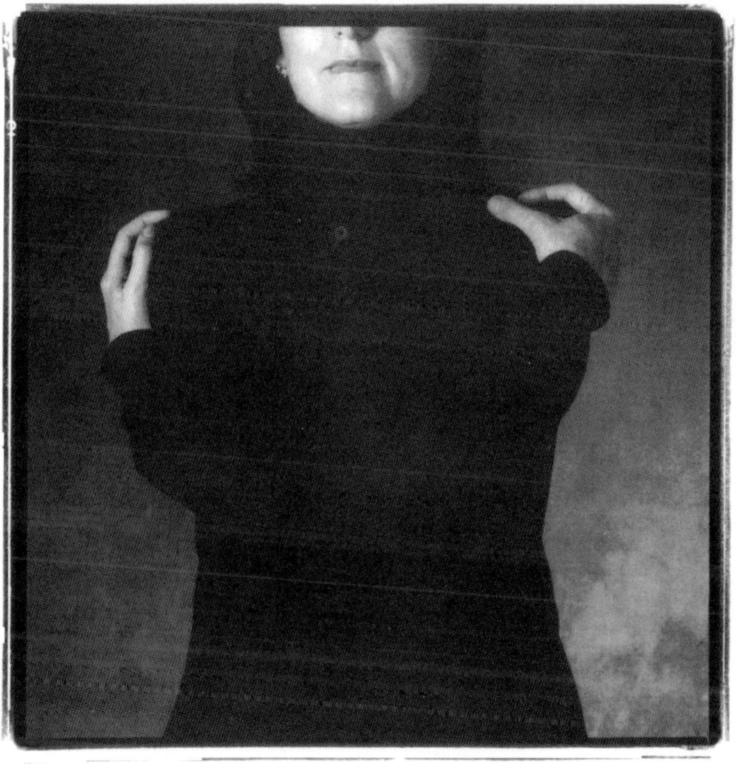

Halber Pinguin

Beflügeln

1. Halten Sie einen Arm an der Seite und fassen Sie die Schulter mit der anderen Hand. Stehen Sie gerade und strecken Sie das Kinn nach unten.

2. Lassen Sie den geraden Arm so locker hängen wie möglich, drehen Sie sich in der Taille, ziehen Sie dabei die Schulter mit der Hand von rechts nach links. Entspannen Sie bei der Drehung Schulter- und Armmuskulatur.

3. Wiederholen Sie die Übung auf der anderen Seite. Sie werden feststellen, daß ein Arm merklich entspannter ist als der andere. Achten Sie darauf, wie locker der hängende Arm im Schultergelenk, am Ellenbogen und am Handgelenk sein kann.

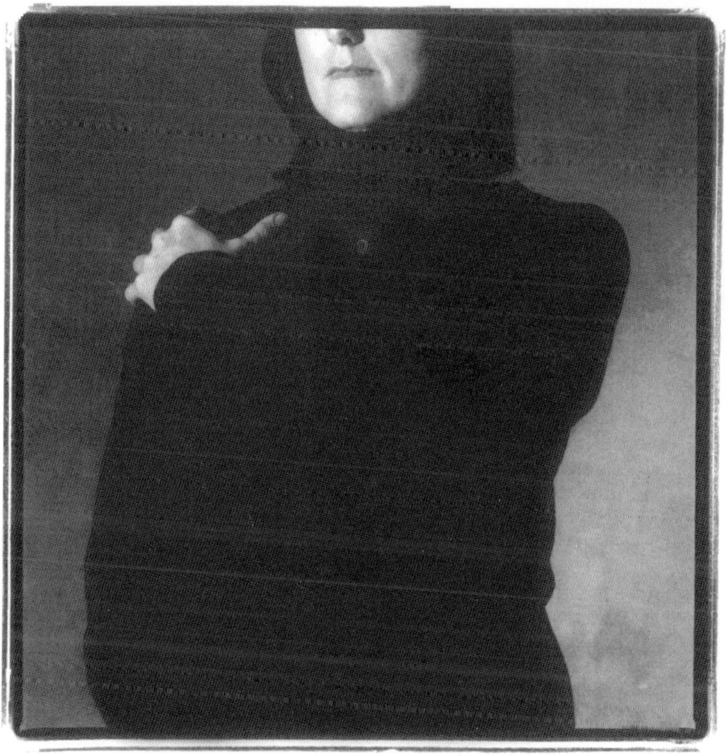

Zehen berühren im Sitzen

Drücken über Kreuz

1. Beugen Sie sich in der Taille nach vorn, so daß der Rumpf entspannt auf den Oberschenkeln und der Kopf zwischen den Knien ruht.

2. Legen Sie die rechte Hand auf den rechten Fuß. Atmen Sie ein und legen Sie die linke Hand über Kreuz über die rechte. Drücken Sie mit dem Ballen Ihrer linken Hand auf den Boden. Beim Drücken spüren Sie eine Dehnung in der linken oberen Rückenpartie und in den linken oberen Rippen. Halten Sie diese Position und atmen Sie tief. Drücken Sie hin und wieder auch mit der rechten Hand, um die Rückendehnung zu verstärken.

3. Wechseln Sie die Handpositionen und wiederholen Sie diese Dehnung für die rechte Seite Ihres Rückens. Anschließend setzen Sie sich langsam auf.

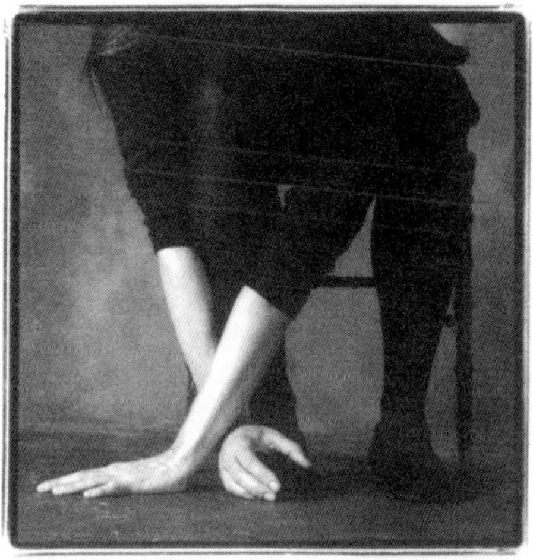

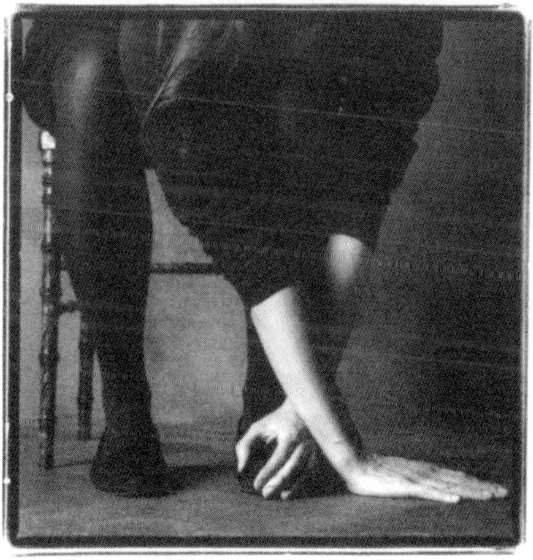

Schoßrast

Im eigenen Schoß liegen

1. Beginnen Sie mit Einatmen. Knicken Sie mit geradem Rücken in der Taille ab und beugen Sie sich über die Beine nach vorn. Atmen Sie aus, wenn Sie die Rückenmuskulatur entspannen, und lassen Sie den Rumpf so dicht an den Oberschenkeln ruhen, wie es noch bequem für Sie ist.

2. Lassen Sie die Arme an den Seiten fallen. Entspannen Sie Hals und Schultern. Drehen Sie von Zeit zu Zeit den Kopf von einer Seite auf die andere, um Ihre obere Rückenpartie zu lockern. Atmen Sie tief, ohne es zu erzwingen.

3. Schließen Sie die Augen und stellen Sie sich vor, Sie können Ihren Atem zu verschiedenen Körperteilen schicken, um Verspannungen zu lösen. Lassen Sie Ihren Schoß Ihr Gewicht stützen.

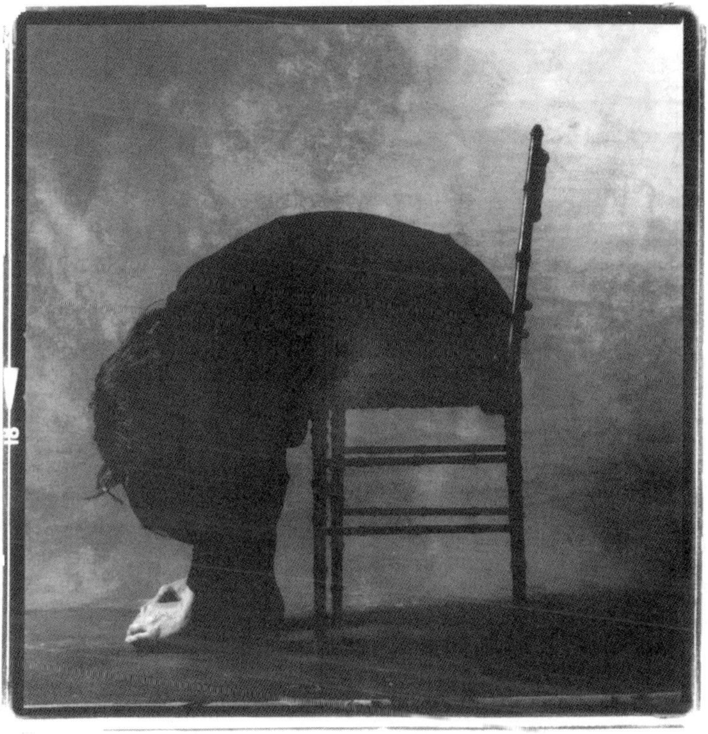

Den Rücken entzücken

In Amerika geht alles viel schneller, da stellen sich die Leute nicht zur Wahl, sie sausen zur Kandidatur.

Jessica Mitford

Psychologisch gesehen verkörpert der Rücken unsere Beziehung zu Belastungen. Überlastung oder Überarbeitung führt häufig zu Rückenschmerzen. Wer sich gut um seinen Rücken kümmert, kann verhindern, daß aus Streß Rückenschmerzen werden. Eine Rückenmassage kann für einen erschöpften Freund sehr wohltuend sein.

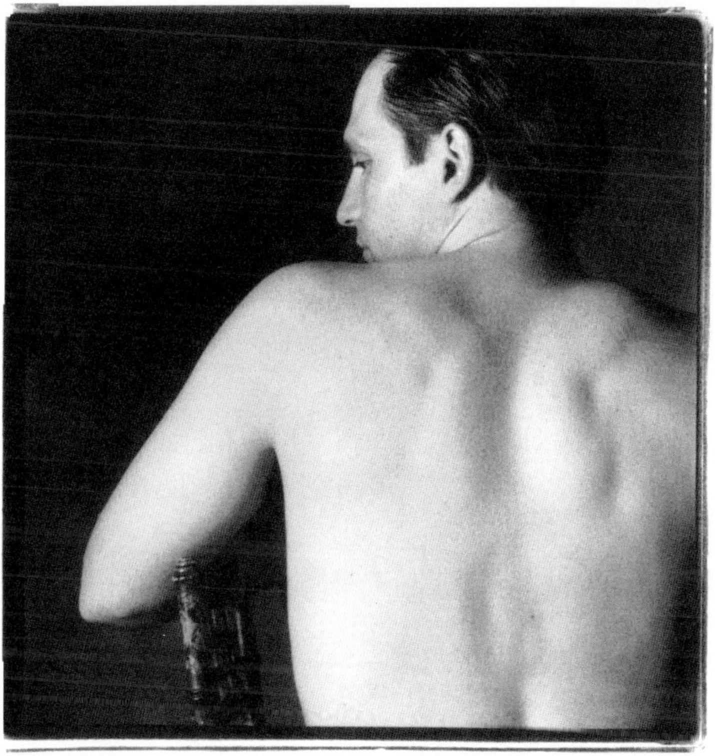

Beugen und Kauern

Schreibtischarbeit

1. Stellen Sie sich mit dem Rücken an einen stabilen Stuhl oder Schreibtisch ungefähr in Hüfthöhe. Legen Sie die Hände auf die Schreibtischkante und verlagern Sie das Gewicht auf die Handballen.

2. Stellen Sie sich breitbeinig hin und atmen Sie aus, während Sie den Rumpf senken und die Knie beugen. Gehen Sie so weit herunter, bis Sie eine merkliche Dehnung in der oberen Rückenpartie spüren. Bleiben Sie mehrere Atemzüge lang in dieser Position.

3. Dann strecken Sie beim Einatmen die Knie und richten sich auf.

4. Verlagern Sie das Gewicht wieder auf die Hände, während Sie sich mit den Hüften nach vorn drücken, um die untere Rückenpartie zu beugen. Zugleich beugen Sie den Nacken nach hinten und versuchen, den Kopf über dem Schreibtisch oder Stuhl zu entspannen.

5. Wiederholen Sie dieses Beugen und Zusammenkauern mehrmals langsam, wie in Zeitlupe.

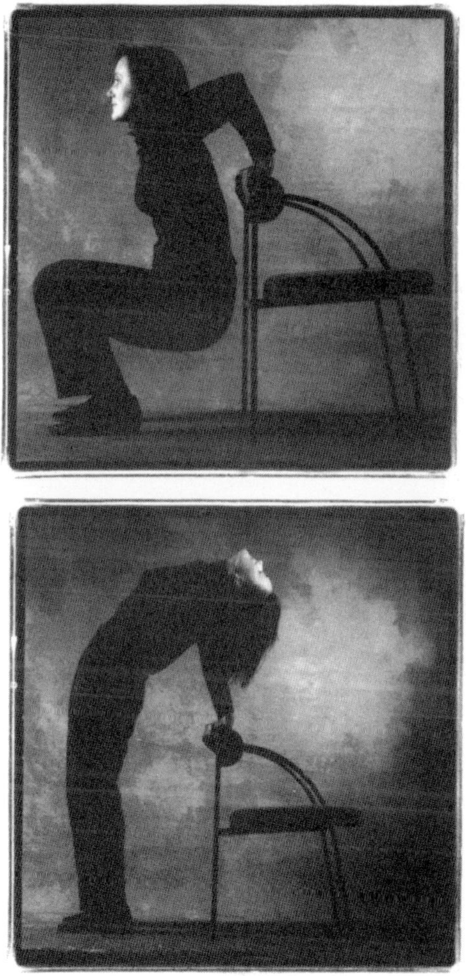

Rückruck

Bis es richtig knackt

1. Gehen Sie in die Hocke, die Hände auf den Knien und die Schultern hochgezogen, so daß Ihr ganzes Gewicht auf den Knien ruht.

2. Drehen Sie eine Schulter in Richtung der anderen, halten Sie dabei das Rückgrat gerade, den Rumpf aufrecht und nach vorn geneigt. Übertreiben Sie die Drehung, um sämtliche Rückenwirbel zu strecken.

3. Wiederholen Sie das Ganze umgekehrt auf der anderen Seite. Mit der Zeit können Sie Ihr Rückgrat bei dieser Übung zum Knacken bringen. Das hilft, eingequetschte Bereiche entlang der Wirbelsäule zu lockern. Probieren Sie bei der Drehung verschiedene Winkel aus und verstärken Sie die Wirkung, indem Sie die Hände nach unten drücken. Bleiben Sie so aufrecht wie möglich, um die beste Drehung zu erzielen.

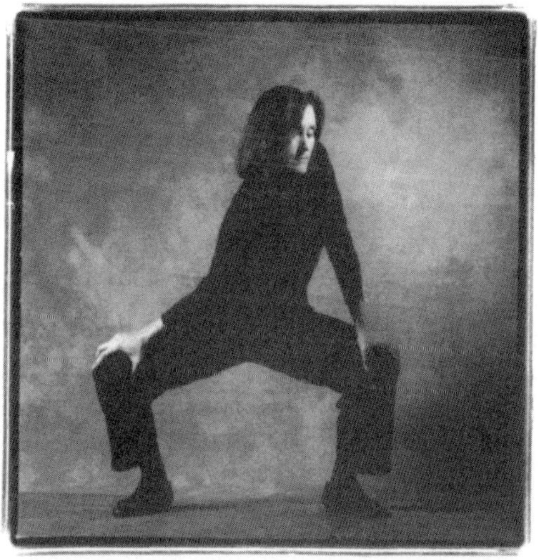

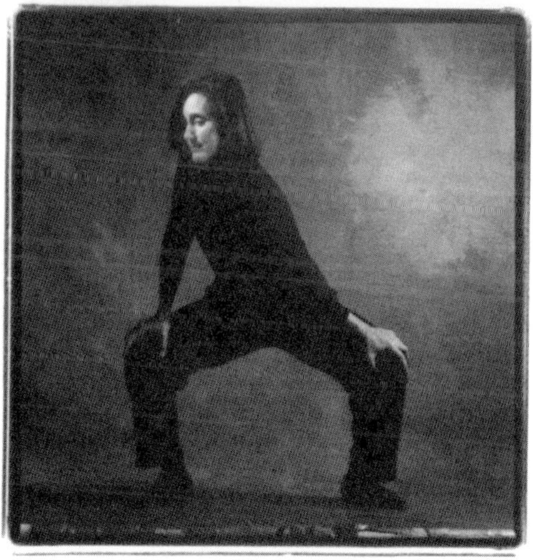

Schulterstrecken im Stehen

Gegengreifen

1. Stellen Sie den rechten Fuß nach vorn. Beugen Sie den Rumpf über das Bein und strecken Sie die Arme mit verschränkten Händen hinter sich hoch.

2. Strecken Sie das linke Bein hinter sich aus und versuchen Sie, beide Fersen auf dem Boden zu halten. Entspannen Sie den Nacken.

3. Ein großer Teil der Dehnung ergibt sich aus der Haltung der Arme. Probieren Sie, ob Sie die Arme senkrecht strecken können, so daß sie fast parallel zur Wand sind.

4. Lassen Sie die Arme sinken. Wechseln Sie die Beinposition und wiederholen Sie die Übung auf dem anderen Bein.

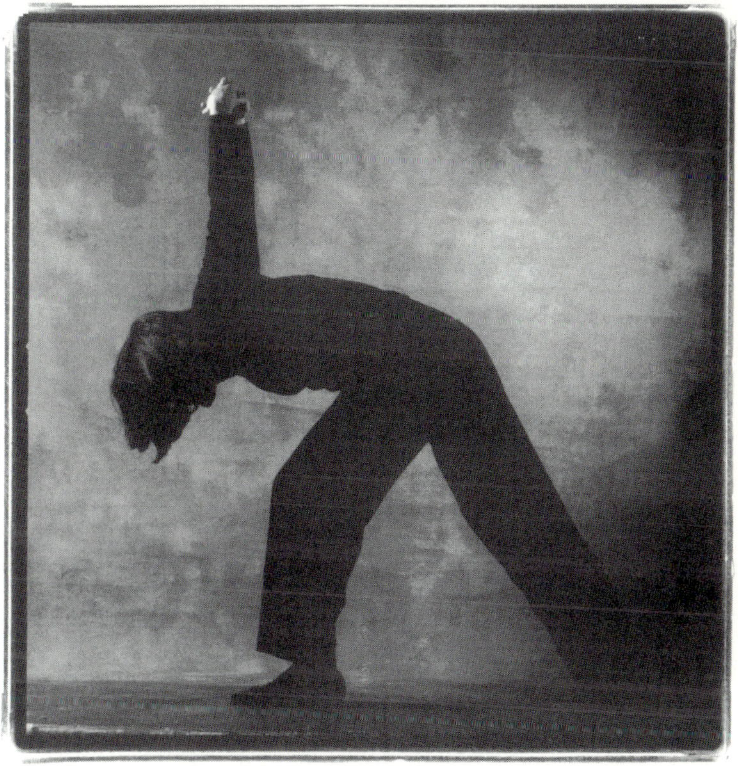

Eckenpressen

Entspannt an der Wand

1. Verwandeln Sie eine Kante in eine Wohltat für den Rücken. Drücken Sie alle Muskeln auf beiden Seiten der Wirbelsäule der Länge nach gegen eine Wandkante. Drücken Sie nicht auf die Wirbel. Lehnen Sie sich an und pressen Sie die Füße fest in den Boden, um Druck auf einen angespannten Muskel auszuüben.

2. Sie können an einer einzigen Stelle pressen. Oder Sie können versuchen, den ganzen Rücken flach an die Kante zu bringen, um ihm eine lange Massage zu gönnen. Sie können die Massage auch vom oberen bis zum unteren Ende der Wirbelsäule durchführen, indem Sie den Rücken an der Wand rollen.

3. Vergessen Sie die andere Seite der Wirbelsäule nicht.

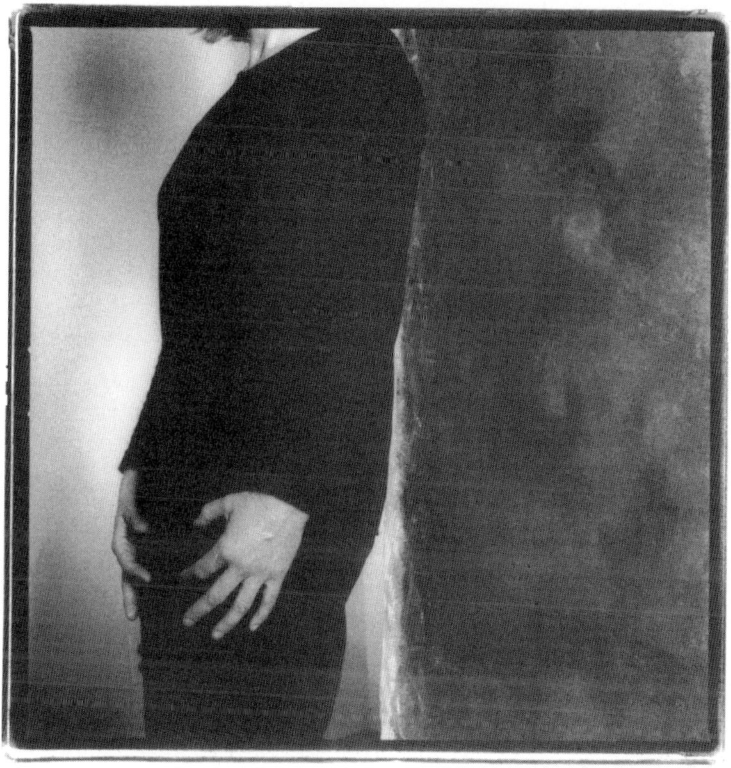

Handliche Tips

Tu alle Arbeit so, als hättest du tausend Jahre zu leben und als müßtest du morgen sterben.

Ann Lee

Die Hände verkörpern unsere Tätigkeiten, unsere Zwänge und unser Gefühl für sozialen Abstand. Eine Entspannung der Hände kann unsere Besorgnis wegen übervoller Terminkalender und übermäßig viel Arbeit mildern. Eine Handmassage für einen geliebten Menschen ist ein Zeichen der Achtung.

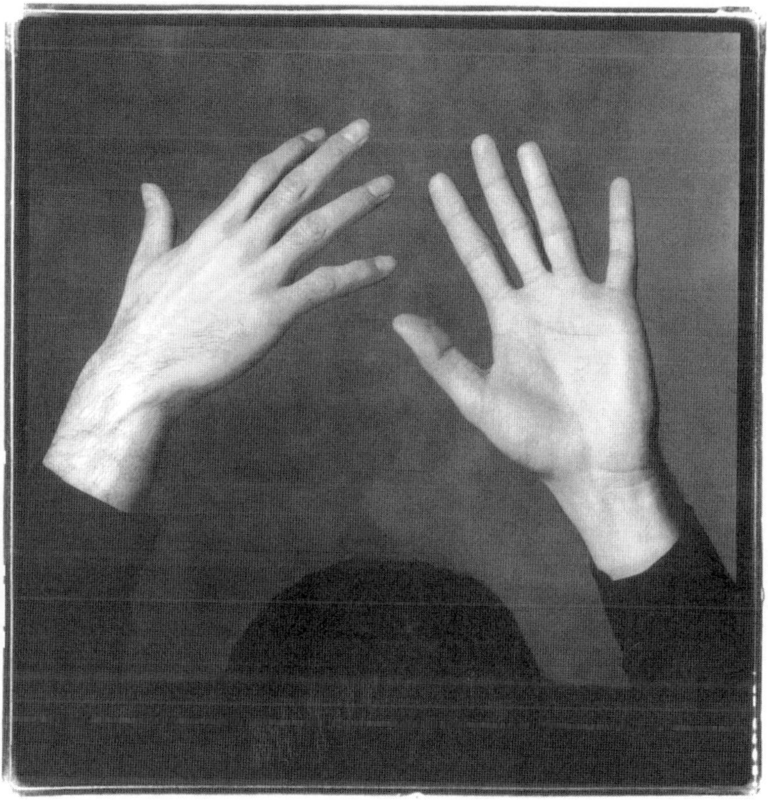

Handpunkte

Massieren Sie zur Entspannung diese Akupressurpunkte an der Hand.

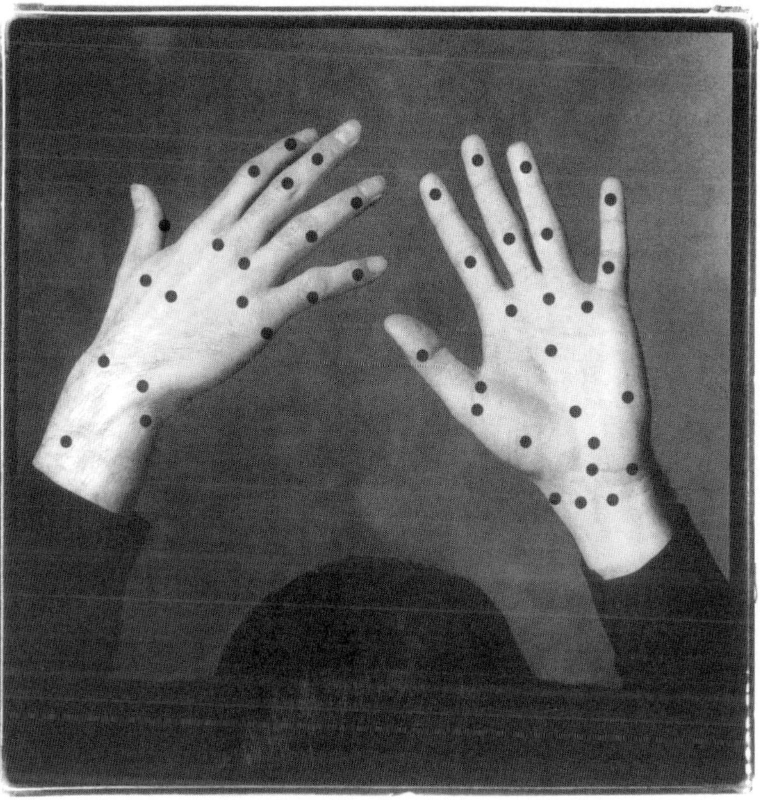

Handkniff

Ein kleiner Kniff kann viel verhüten

1. In Zangenstellung gehalten, bilden Daumen und Zeigefinger ein ausgezeichnetes Massagegerät für kleine Bereiche. Schieben Sie sie vom unteren Teil des Handgelenks bis zu dem Hautgewebe zwischen den Fingern.

2. So massieren Sie die empfindlichen Nerven zwischen den Handknochen. Das Daumengewebe hat eine besonders wirksame Akupressurzone.

3. Zu guter Letzt kneifen Sie fester und lassen die Finger energisch von der Hand gleiten.

4. Führen Sie diese Massage an den im Hand-Schaubild gezeigten Punkten durch.

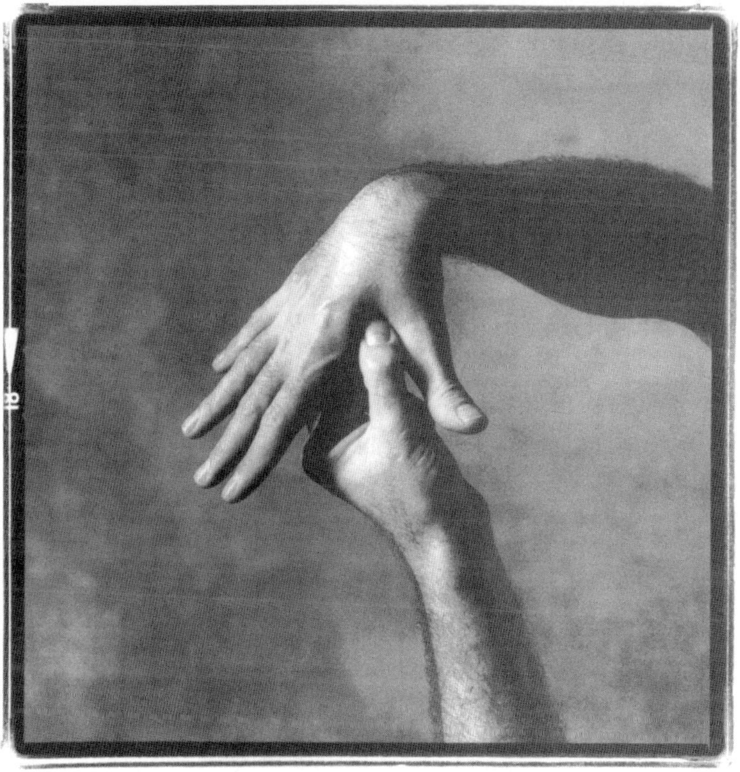

Halber Korb

Lieber einen halben Korb als gar keinen

1. Wenn Sie gern eine kräftige Handmassage hätten, aber Ihr Lieblingspartner nicht da ist, um den Korbstreich auszuführen (wie in »Urlaub für zwei« beschrieben, s. S. 168), haben Sie hier eine Anleitung, wie Sie einzelne Griffe auch allein ausführen können. Verschränken Sie die Finger, doch anstatt die Daumen zu drehen, massieren Sie mit ihnen die Handfläche der jeweils anderen Hand, indem Sie zwischen den Knochen Druck ausüben.

2. Spreizen Sie die Hand, die massiert wird, ganz straff. Mit den Fingern der anderen Hand drücken Sie hinter den Knöcheln aufwärts, wobei Sie die Finger der geöffneten Hand so weit zurückbiegen, wie es Ihnen noch angenehm ist. Durch diese Position wird der empfindliche Bereich am unteren Teil der zu massierenden Finger freigelegt. Optimal ist es, wenn Sie dazu Lotion oder Öl verwenden.

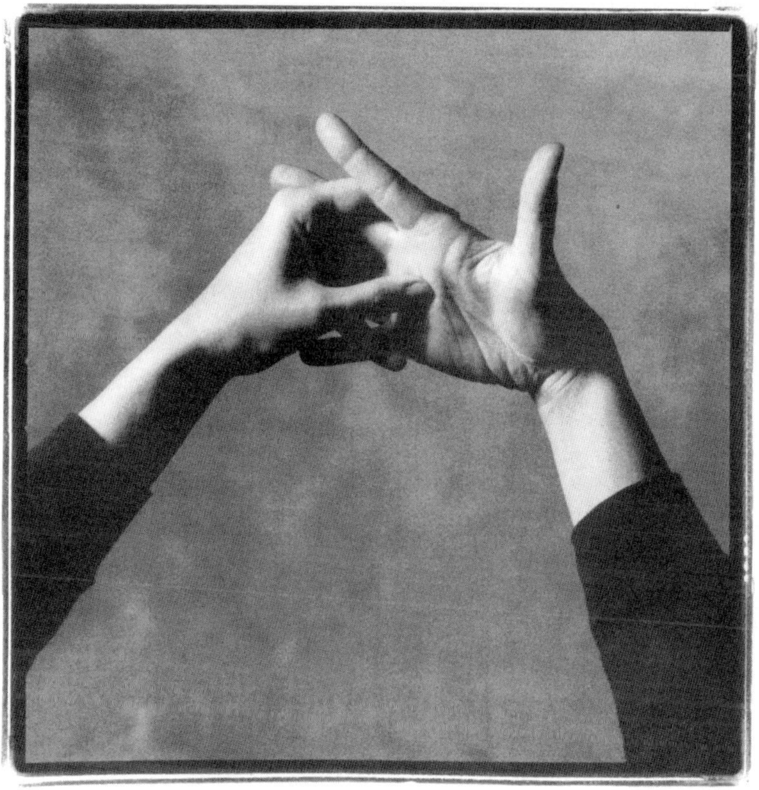

Handteller – Faust

Anstatt mit der Faust auf den Schreibtisch zu hauen, massieren Sie Ihren Handteller damit.

1. Lassen Sie die Knöchel über den Handteller gleiten, drücken Sie sie dabei fest zwischen die Knochen. Mit Öl oder Creme auf dem Handteller fühlt sich dieses Streichen noch besser an.

2. Versuchen Sie mit der flachen Faust große Kreise auf dem Handteller zu ziehen.

3. Wechseln Sie die Hände und massieren Sie den anderen Handteller. Nehmen Sie sich Zeit und lernen Sie die Handstruktur genau kennen.

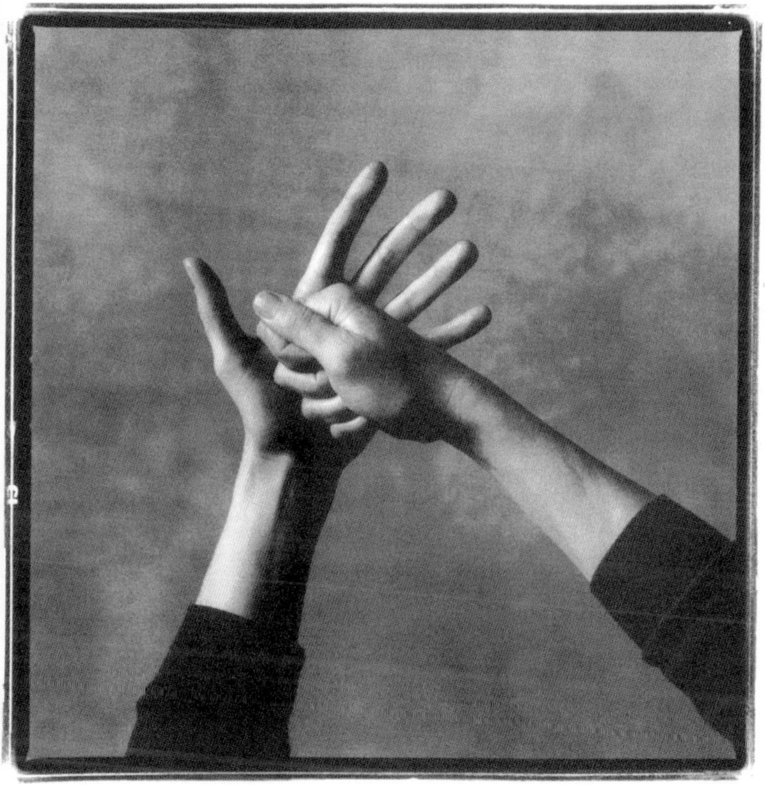

Fingerring

Sie möchten die Hände ringen? Nehmen Sie Öl, um es entspannend zu machen.

1. Nehmen Sie einen Finger zwischen Daumen und Zeigefinger der anderen Hand. Während Sie gerade in Richtung Fingerspitze ziehen, üben Sie gleichmäßigen Druck aus.

2. Kurz bevor Sie heruntergleiten, beschleunigen Sie das Tempo, damit die empfindlichen Nerven einen zusätzlichen Zug erhalten, während Sie abgleiten.

3. Kehren Sie zum unteren Ende desselben Fingers zurück und probieren Sie folgende Variation: Führen Sie mit der Faust eine Korkenzieherdrehung aus, während Sie vom unteren Ende des Fingers zur Fingerspitze gleiten.

4. Wiederholen Sie das mit allen Fingern, mit gleichmäßigem Druck und unterschiedlichem Tempo.

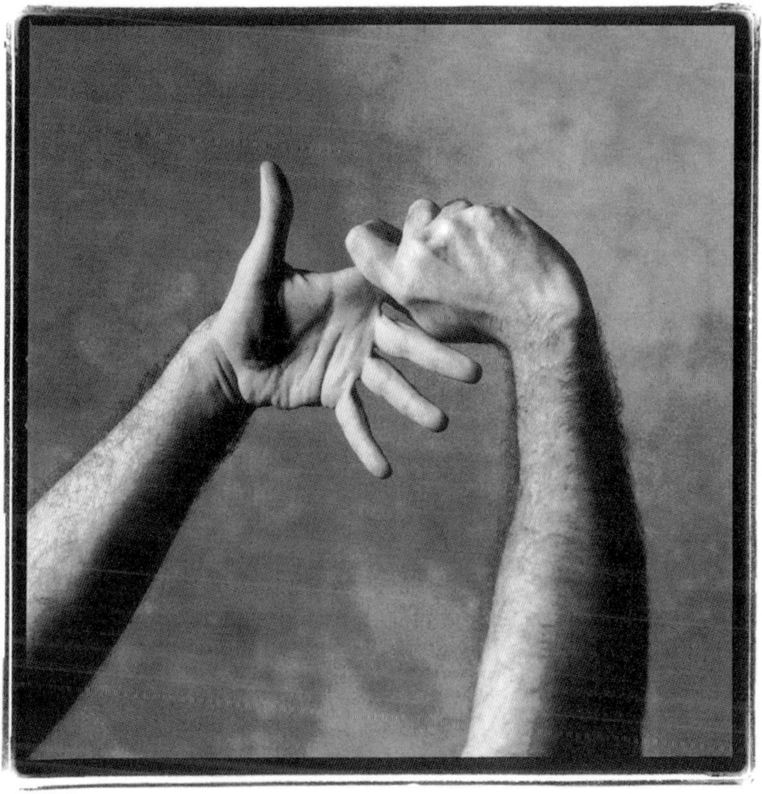

Im Handumdrehen

Dreh dein Handgelenk (statt jemandem den Hals um)

1. Umfassen Sie ohne Öl ein Handgelenk mit der anderen Hand und bewegen Sie die Haut kreisförmig über dem Knochen, ohne zu gleiten. Wiederholen Sie dies am anderen Handgelenk. Führen Sie die Übung auch ein paar Zentimeter oberhalb der Hand am Arm entlang aus.

2. Umfassen Sie unter Verwendung von Öl das Handgelenk und gleiten Sie mit der greifenden Hand um das ganze Handgelenk, während Sie zugleich das umfaßte Handgelenk in der anderen Richtung drehen, so weit es noch angenehm für Sie ist. Wiederholen Sie diese gegenläufigen Kreise mehrmals an jedem Handgelenk.

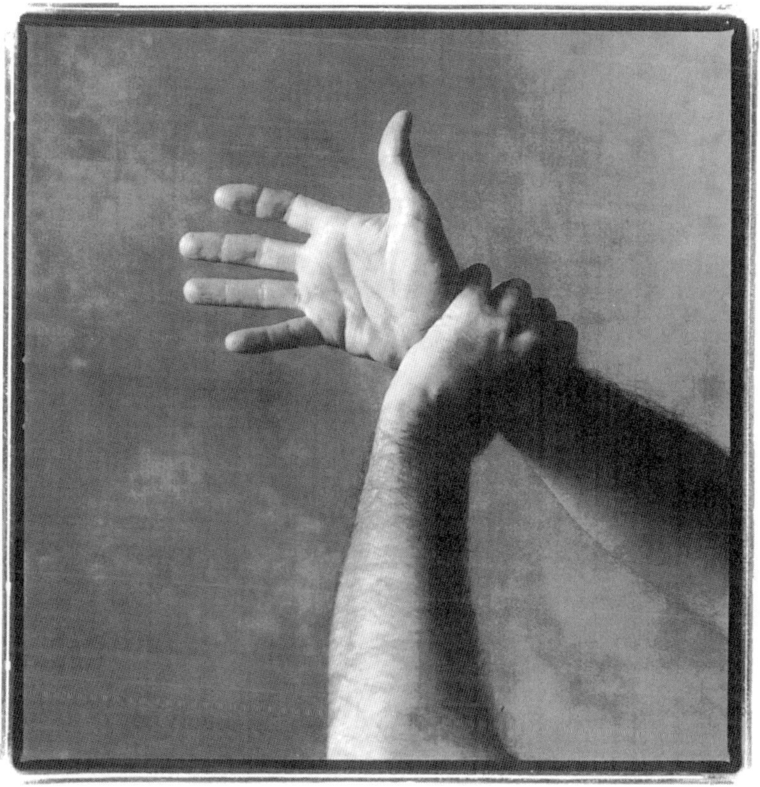

Wochenend-Krieger-Kur

»Erkenne dich selbst.« Das ist eine schwierige Aufgabe, verlockend und schmerzhaft.

Isabelle Eberhardt

Manchmal macht der Mensch Fehler.

Greta Garbo
(als sie sich eine Dauerwelle machen ließ)

Nach einer Woche meist im Sitzen verrichteter Arbeit suchen viele von uns am Wochenende den Ausgleich in anstrengendem Training. So lobenswert dies auch sein mag, es führt oft zu Verzerrungen und einer Überanstrengung von Muskeln, die diese Bewegung nicht gewöhnt sind. Die Techniken in diesem Abschnitt betreffen Bereiche, die oft von »Wochenend-Kriegern« verletzt werden.

Egal wie gut Sie in Form sind, bei jeder neuen Betätigung werden andere Muskeln beansprucht. Ungeduld ist bei körperlicher Anstrengung keine Tugend. Lernen Sie, auf die Signale Ihres Körpers zu achten und Ihre Grenzen zu berücksichtigen. Dehnungen vor und nach dem Training sind wichtig zum Aufwärmen und Abkühlen. Die folgenden Übungen zur Selbstmassage geben Ihnen eine kurze Lektion in Sport-Muskel-Behandlung.

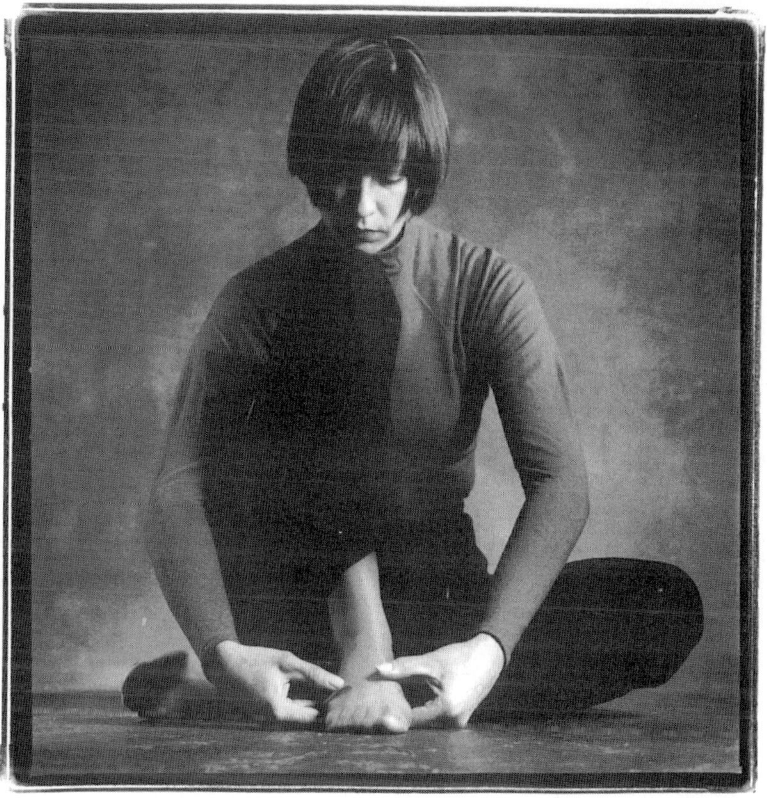

Kniepunkt

Für Knie in Not

1. Die Knie sind anfällig für Sportverletzungen und Überanstrengung durch zuviel Autofahren oder Stehen. Sie können einen Akupunkturpunkt oben am Schienbein massieren, um Knieschmerzen zu lindern.

2. Drücken Sie nach und nach mit dem Daumen in die Vertiefung am oberen Ende des Schienbeins, unmittelbar unterhalb der Außenseite des Knies. Drücken Sie so tief, wie es noch angenehm ist, und halten Sie den Druck ein, zwei Minuten lang.

3. Lösen Sie den Druck ganz allmählich. Wechseln Sie die Hände und wiederholen Sie dasselbe am anderen Knie.

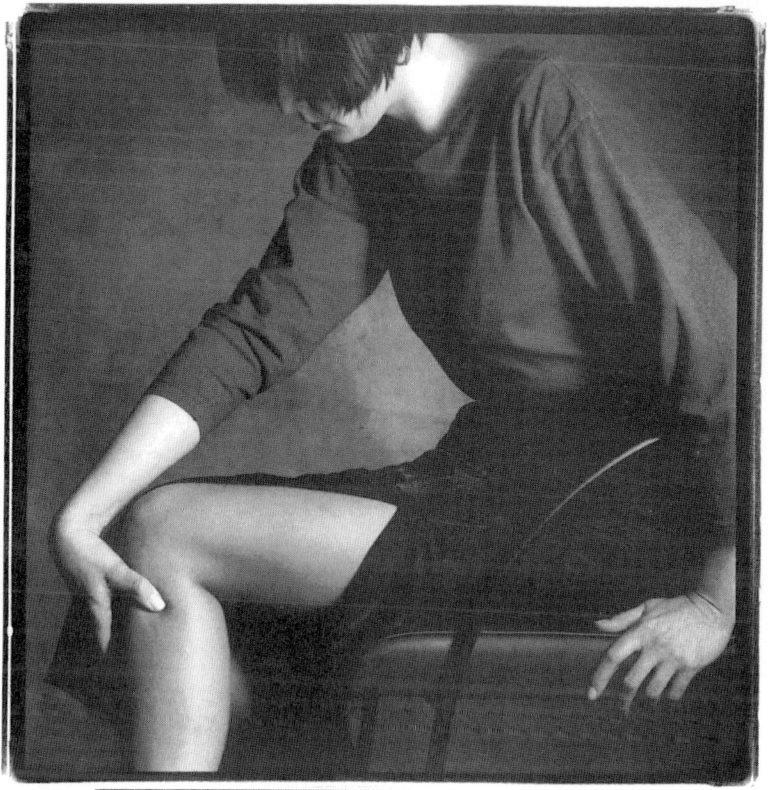

Oberschenkelpunkte

Die Oberschenkel wollen's wissen

1. Schmerzen in den Oberschenkelmuskeln sind oft die Folge anstrengender Beanspruchung nach längerer Untätigkeit. Sie können die Verspannung in diesem Bereich mildern, indem Sie verspannte Stellen überall auf der Oberseite des Schenkels massieren.

2. Pressen Sie nach und nach und beschreiben Sie an der entsprechenden Stelle feste Kreise. Sobald Ihre Muskeln sich entspannen, können Sie tiefer pressen.

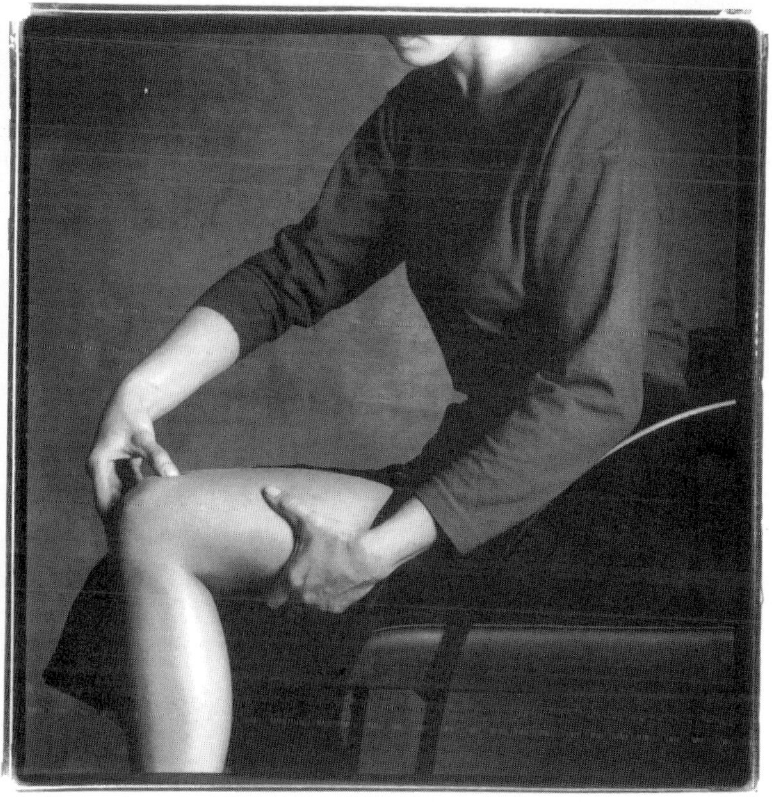

Brustpunkte

Hilfe für das verletzte Ego

1. Haben Sie intensiv trainiert und gemerkt, daß Sie Ihre Grenzen überschritten haben, fühlen Sie sich womöglich ebenso blöd wie kaputt. Wecken Sie Ihre Lebensgeister mit einer Massage der Brust, des Körperteils, der mit dem Ego assoziiert wird.

2. Legen Sie die Fäuste locker auf die Brust und drücken Sie fest mit beiden Daumen. Massieren Sie in kleinen Kreisen zwischen den Rippen und um die Schlüsselbeine herum. Gehen Sie gründlich vor.

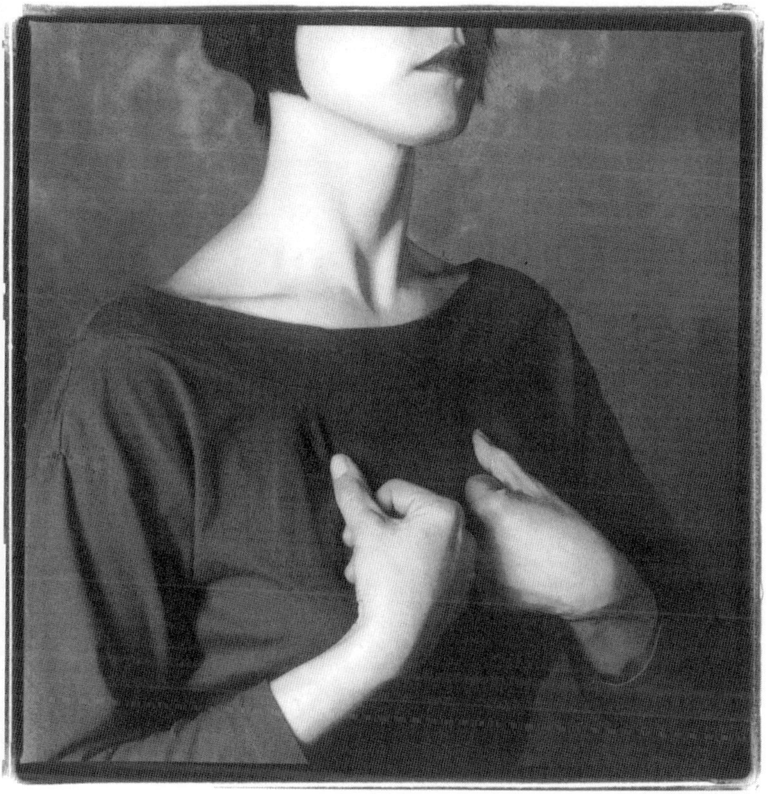

Armmuskelrollen

Drehen und Seufzen

1. Sanftes Anheben und Drehen eines angespannten Muskels kann einen Krampf lösen oder eine verspannte Stelle lockern. Halten Sie den schmerzenden Arm entspannt an der Seite.

2. Fassen Sie mit der anderen Hand so viel von dem Armmuskel, wie Sie können und drehen ihn so weit zur anderen Seite des Knochens, wie es geht. Halten Sie diese Position und atmen Sie entspannt.

3. Dann lockern Sie den Griff und drehen den Muskel ganz langsam in seine ursprüngliche Position zurück. Sie können diese Muskeldrehung überall anwenden, wo Sie sich verspannt fühlen.

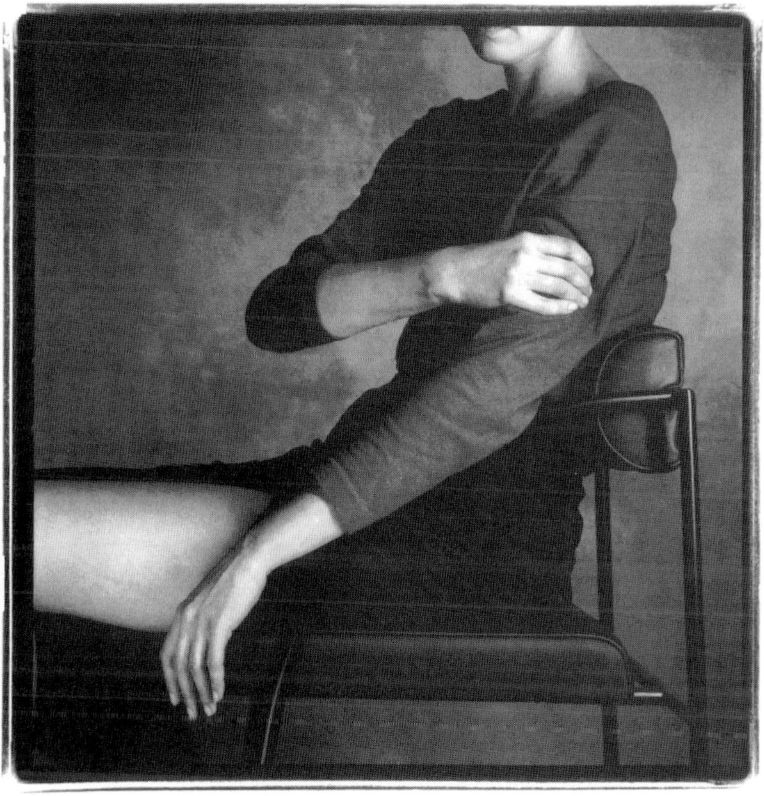

Schenkelgleiten

Weh ade

1. Die langen Schenkelmuskeln arbeiten den ganzen Tag schwer und verdienen eine besondere Entspannung. Benutzen Sie Ihre Kleidung als Gleitfläche und führen Sie übergreifende Streichbewegungen von der Schenkelmitte zum Knie durch.

2. Heben Sie die Fingerspitzen an, so daß die Massage überwiegend von den Handballen verrichtet wird. Probieren Sie verschiedene Geschwindigkeiten und Druckstärken aus. Achten Sie besonders auf die 15 Zentimeter oberhalb des Knies, wo sich starke Verspannungen häufen. Führen Sie die Bewegung gleichmäßig aus, so daß es sich so anfühlt, als rollten Sie einen Gegenstand auf dem Muskel entlang.

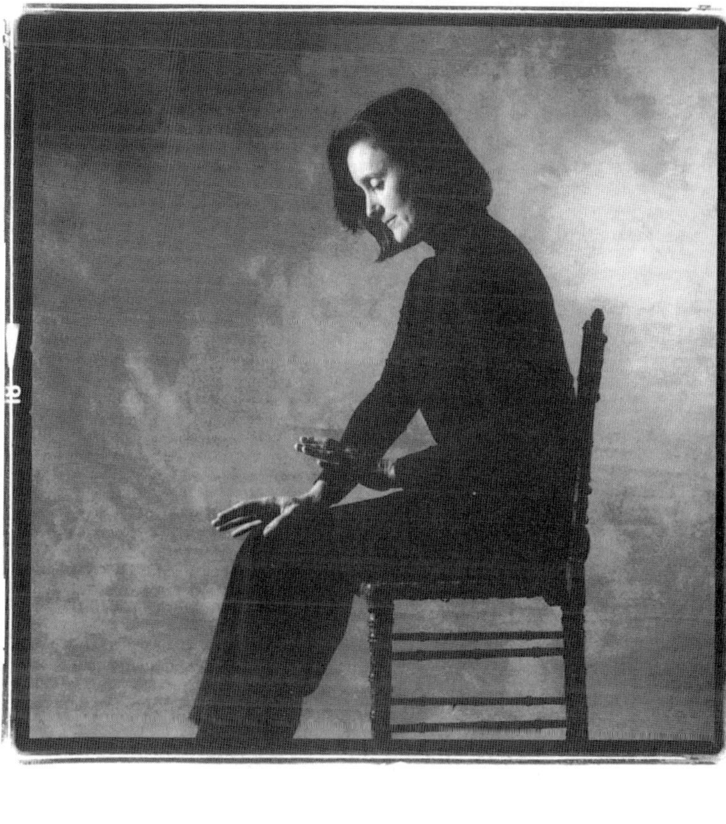

Rückenbrücke – Kuh

Zuerst muhen …

1. Diese Hatha-Yoga-Übung ist eine der wirksamsten Erleichterungen für Schmerzen und Verspannungen in der unteren Rückenpartie. Beginnen Sie auf Händen und Knien. Atmen Sie ein.

2. Lassen Sie die Taille in Richtung Boden sinken, während Sie zugleich die Hüften in Richtung Decke drücken, neigen Sie den Kopf nach hinten und versuchen Sie, zur Decke zu blicken.

3. Diese reizende Pose wird Kuh genannt.

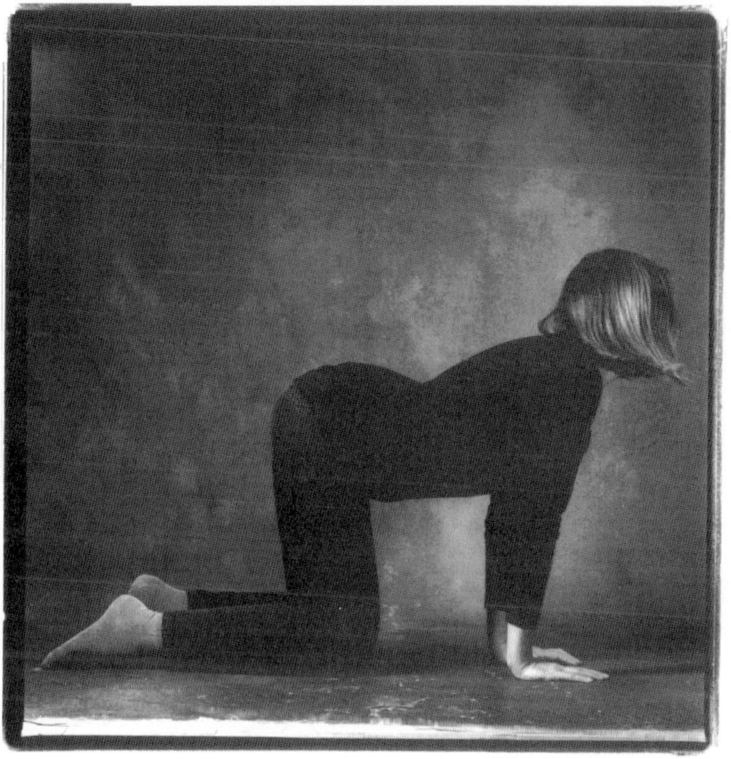

Rückenbrücke – Katze

... dann miauen

1. Wenn Sie mit dem Ausatmen beginnen, senken Sie den Kopf, drücken Sie das Kinn in Richtung Brust.

2. Ziehen Sie gleichzeitig das Becken ein, so daß der Rücken sich zu einem Katzenbuckel Richtung Decke wölbt.

3. Beginnen Sie beim nächsten Einatmen wieder mit der Kuh-Position. Wechseln Sie Kuh- und Katzenposition mit der Atmung, so daß eine fließende Bewegung entsteht.

4. Wiederholen Sie diese Folge mehrmals täglich, wenn Sie Rückenschmerzen haben. Dies ist auch eine wirksame Übung zur Vorbeugung im Rahmen der täglichen Rückenpflege.

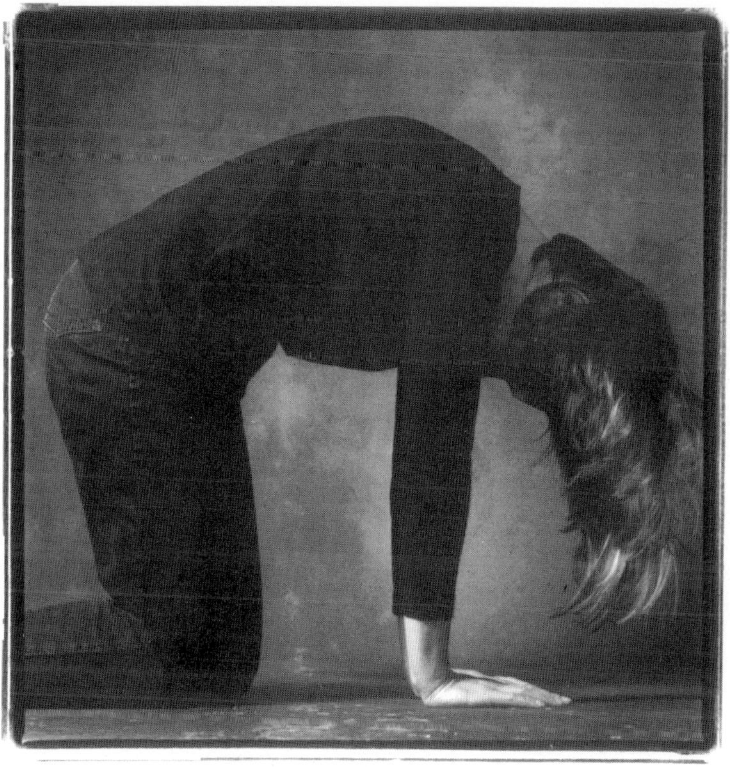

Vogelrast

Nach getaner Arbeit ist gut ruhn ...

1. Dies ist eine besonders bequeme Position für einen verspannten Rücken. Sie ist im wesentlichen eine kniende Fetalposition, die Druck im Rückgrat lindern kann.

2. Legen Sie die Stirn auf den Boden, lassen Sie die Arme an den Seiten ruhen. Atmen Sie ein, ziehen Sie dabei die Schulterblätter zusammen und heben Sie die Schultern vom Boden.

3. Atmen Sie aus, während Sie Schultern und Arme wieder senken. Bringen Sie die Schultern mit jedem Ausatmen näher zum Boden. Ein geeigneter Abschluß nach einer anstrengenden Woche oder einem strapaziösen Wochenende.

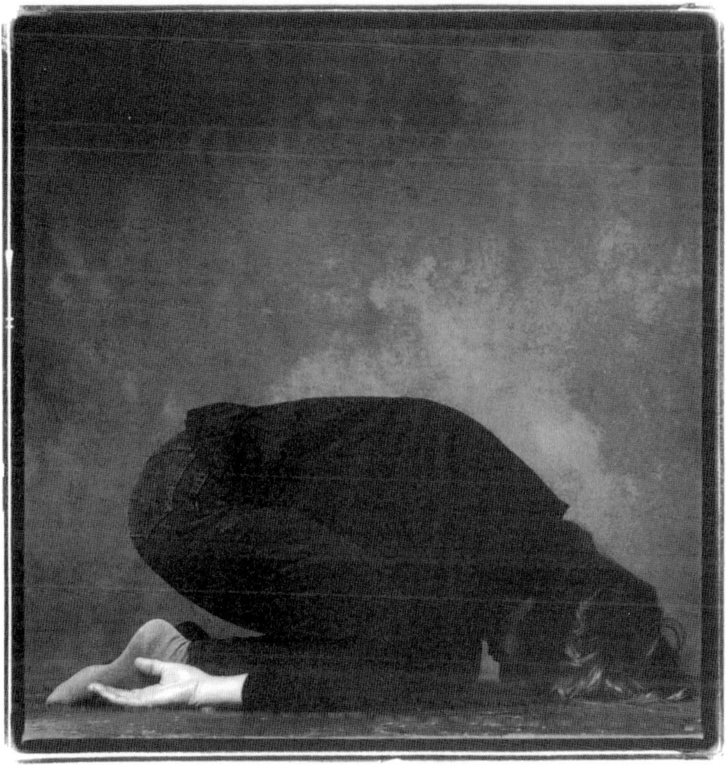

Nachtflüge

Schlafzyklen

Schläfrig überall

Wie man sich bettet …

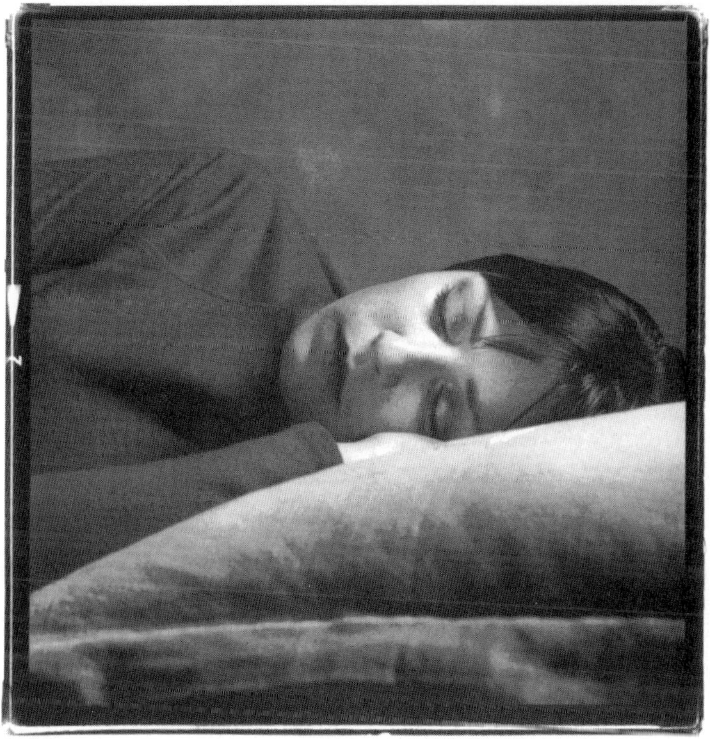

Nachtflüge

Schlafzyklen

O Schlaf, o holder Schlaf, du Pfleger der Natur!
William Shakespeare

Des langen Tages Reise in die Nacht hinein läßt sich erholsamer gestalten, wenn wir etwas über die natürlichen Schlafzyklen unseres Körpers wissen.

Jeder von uns benötigt etwa acht Stunden ungestörten Schlaf pro Nacht, um gesundheitlich in Hochform zu bleiben. Alle Körperfunktionen erholen sich im Schlaf. Zu wenig Schlaf erzeugt einen Streßzustand, der unsere Widerstandskraft gegen Krankheiten schwächt.

Kurzschlaf – gewußt wie

Richtiges Timing ist der Schlüssel zu einem erholsamen Schlaf. Nickerchen sind am effektivsten, wenn sie auf 30 Minuten oder weniger begrenzt sind. Viele Menschen stellen fest, daß sie sich nach ausgiebigen Nickerchen eher matt als erfrischt fühlen. Das kommt daher, daß bald nach Überschreiten der Halbstundenmarke der Tiefschlaf einsetzt. Das Erwachen aus dem leichteren Kurzschlaf ist weniger anstrengend als das Erwachen aus dem Tiefschlaf. Schon eine halbstündige Ruhe gibt dem Körper Zeit, seine Mechanismen teilweise zu regenerieren.

Ihre Zyklen

Die meisten von uns haben die Beobachtung gemacht, daß sie zu bestimmten Tages- oder Abendzeiten regelmäßig müde werden. Der Stoffwechsel des Menschen zirkuliert in anderthalbstündigen Intervallen. Um Ihre persönlichen Zyklen des Müde- und Munterseins zu berechnen, fangen Sie in einer Ihrer erkennbaren Müdigkeitsperioden mit dem Zählen an. Wenn Sie zum Beispiel dazu neigen, jeden Abend um 22 Uhr schläfrig zu werden, wird Ihr nächster Müdigkeitszyklus um 23 Uhr 30 seinen Höhepunkt erreichen, dann um 1 Uhr nachts usw. Die Spitzen Ihrer Wachzyklen kommen ebenfalls in anderthalbstündigen Intervallen. Diese beginnen 45 Minuten nach Ihrem Müdigkeitszyklus. Versuchen Sie gar nicht erst, um 22 Uhr 45 einzuschlafen. Wenn Ihr Müdigkeitszyklus um 22 Uhr begonnen hat, werden Sie nicht vor 23 Uhr 30 richtig müde sein.

Wenn Sie über Ihre Zyklen Bescheid wissen, wird Ihnen das auch bei der Planung des Morgens helfen. Stellen Sie den Wecker auf den Höhepunkt Ihres Wachzyklus statt Ihres Müdigkeitszyklus. Bedenken Sie: Mehr Schlaf läßt Sie nicht ausgeruhter sein, wenn es bedeutet, daß Sie während des nächsten Müdigkeitszyklus aufstehen müssen.

Die Übungen in diesem Abschnitt sind dazu bestimmt, Ihren Stoffwechsel zu verlangsamen, und sie können im Bett ausgeführt werden, um diejenigen Muskeln zu entspannen, die am Ende des Tages oft verkrampft sind. Sie können die Übungen machen, während Sie auf Ihren nächsten Müdigkeitszyklus warten. Träumen Sie süß.

Schläfrig überall

Augen zu

Fünf Minuten nicht gucken

1. Die Augen arbeiten den ganzen Tag schwer und müssen »wiederbelebt« werden, um Überanstrengung zu vermeiden. Sie können das im Stehen oder Liegen tun.

2. Legen Sie die gewölbten Hände vor die geschlossenen Augen. Entspannen Sie Nacken und Arme und verbleiben Sie in dieser Position, so lange es Ihnen angenehm ist.

3. Stellen Sie sich vor, daß Sie Ihren Atem bei jedem Ausatmen die Arme hinunter in die Handteller schicken, um Ihre müden Augen zu beleben.

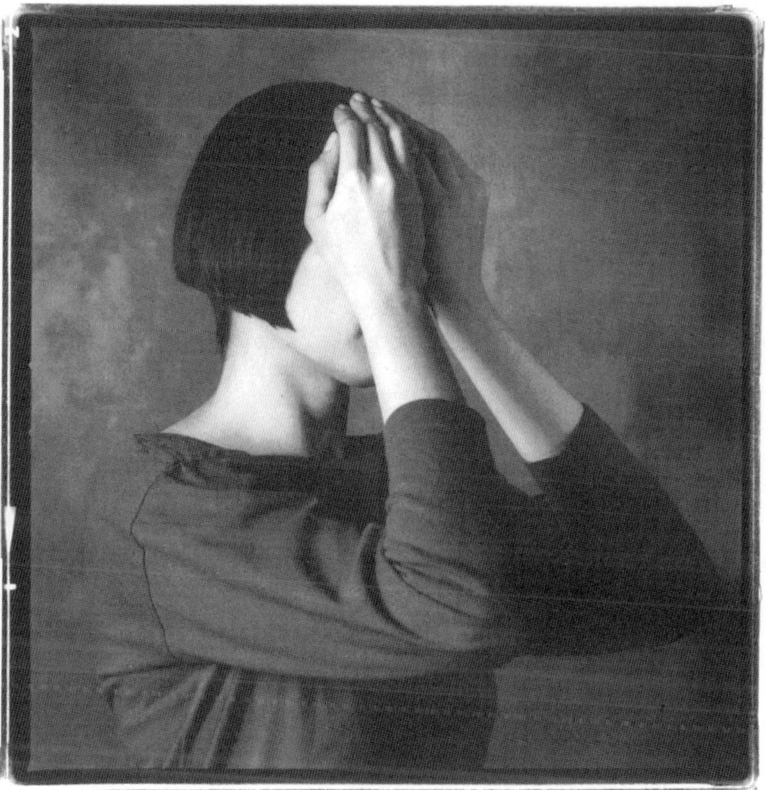

Kopfhautpunkte

Oberste Priorität

1. Auf der ganzen Kopfhaut befinden sich wirksame Akupressurpunkte und Nerven. Wenn bei Ihnen zu Hause oder im Büro alles kopfsteht, verlieren Sie Ihren trotzdem nicht. Massieren Sie ihn. Fangen Sie oben an und arbeiten Sie sich gründlich an den Seiten und am Hinterkopf zur Schädelbasis vor.

2. Eine besonders entspannende Technik für Kopfhautpunkte beginnt mit leichtem Druck an einem Fixpunkt. Bleiben Sie in einem Bereich und erhöhen Sie den Fingerdruck. Wenn Sie den gewünschten Druck erreicht haben, bewegen Sie die Kopfhaut über den Knochen, indem Sie mit den Fingern rotieren, ohne mit ihnen über die Haut zu gleiten.

3. Heben Sie dann die Hände hoch und finden Sie einen anderen Bereich, den Sie massieren wollen, wiederholen Sie diese Rotationsbewegungen, ohne die Finger von der Stelle zu nehmen.

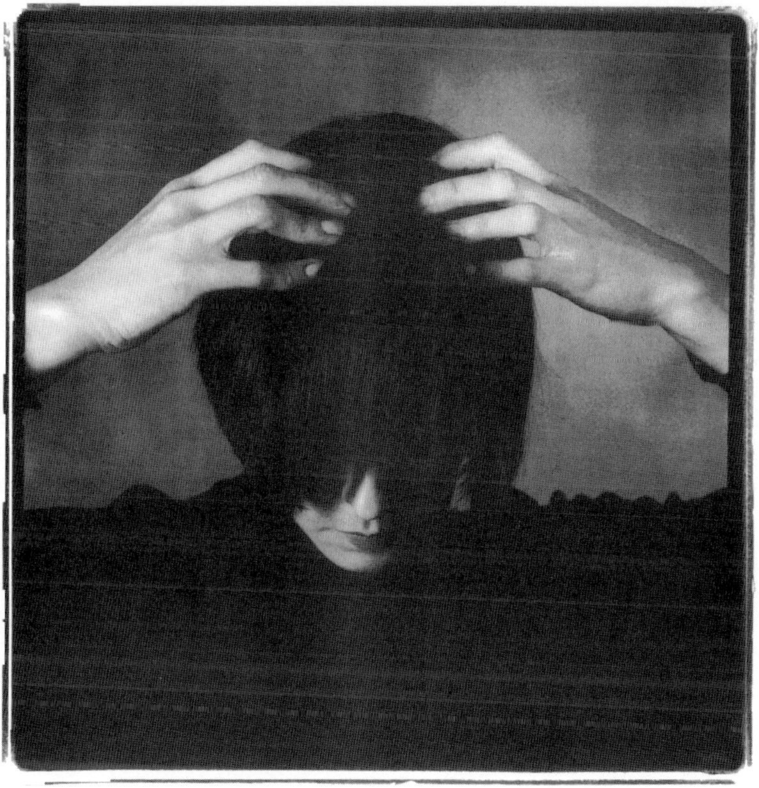

Schläfrige Füße

Füßegrüße

1. Das Massieren der Füße transportiert Entspannung durch den ganzen Körper, wenn Sie die Nervenenden der Füße reiben, die mit anderen Körperteilen verbunden sind. Wenn Sie zu erschöpft sind, um sich sehr zu verausgaben, bringt eine Fußmassage mit minimaler Anstrengung maximale Resultate.

2. Drehen Sie sich auf eine Seite und legen Sie das obere Knie auf ein Kissen, um eine Anstrengung des Rückens zu vermeiden. Ziehen Sie das Knie auf dem Bett so weit an, daß Sie den Fuß mit der oberen Hand fassen können. Drücken Sie mit der Hand rund um den Knöchel herum und auf der Unterseite des Fußes.

3. Wenn Sie noch wach sind, drehen Sie sich auf die andere Seite und wiederholen Sie die Massage am anderen Fuß.

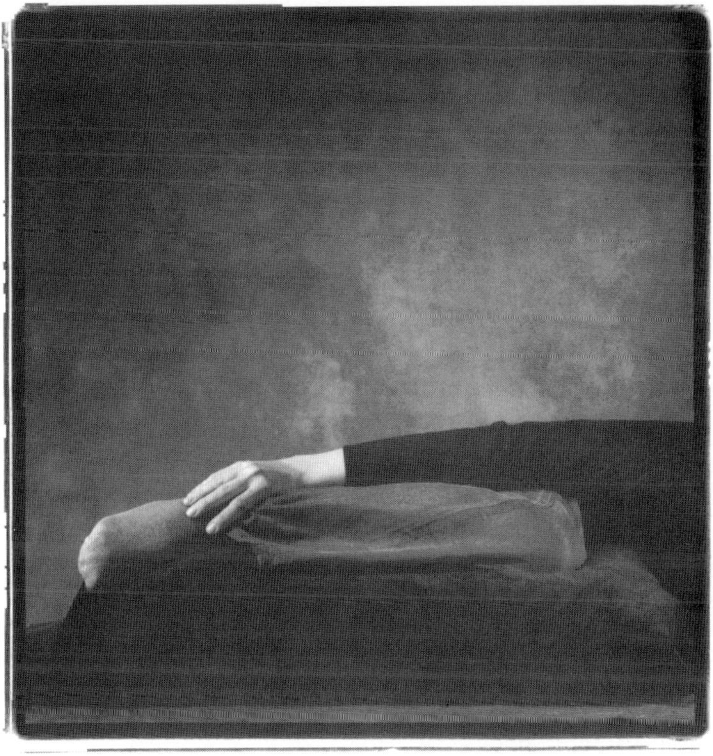

Hüfte – Füße

Der Hüftknochen ist mit dem Knieknochen verbunden

1. Viele Menschen verletzen sich, während sie ruhen. Wird lange Zeit dieselbe Position eingehalten, belastet das die Muskeln. Wenn Sie daher in einer Haltung schlafen, bei der Ihr Körper auf ungesunde Weise verdreht oder Druck auf ihn ausgeübt wird, können Sie Krämpfe bekommen oder sich sogar Rücken, Hüften oder Hals verrenken. Wenn beim Schlafen die Knie höher liegen als die Hüfte, wird der Druck auf den Rücken vermindert.

2. Versuchen Sie, ein Kissen oder zusammengerolltes Handtuch unter die Knie zu legen, wenn Sie auf dem Rücken liegen. Wenn Sie so schlafen können, den Kopf dabei möglichst flach auf dem Bett, wird auf Rücken und Hüftgelenke der geringste Druck ausgeübt.

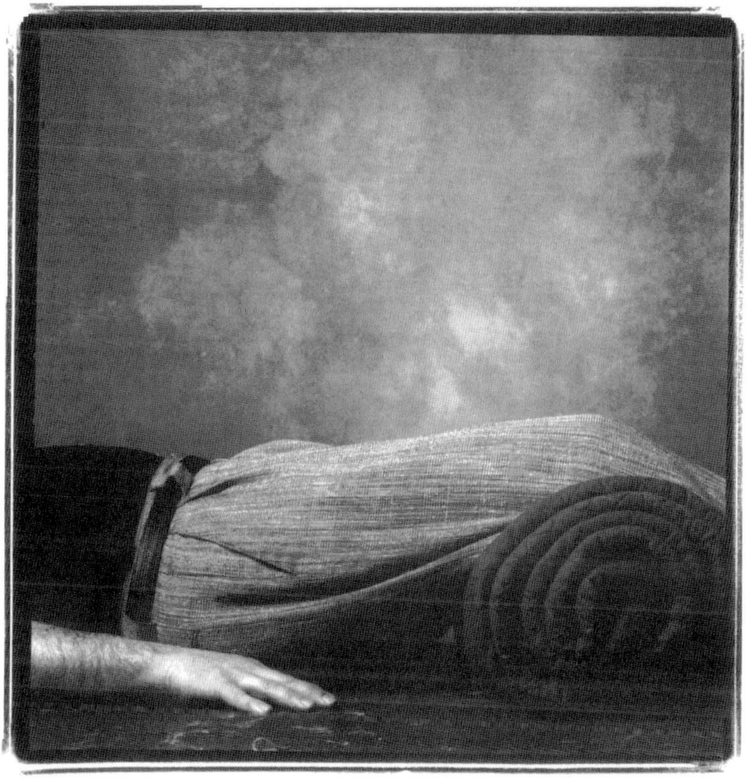

Wie man sich bettet …

Bettball – Hals

Die etwas andere Nackenrolle

1. Dies ist eine der entspannendsten Wohltaten für einen müden oder schmerzenden Nacken. Legen Sie sich, die Knie mit Hilfe eines Kissens erhöht, auf den Rücken. Legen Sie einen luftgefüllten Gummiball von ca. 15 Zentimetern Durchmesser unter Ihren Nacken. Plazieren Sie den Ball so, daß die Anstrengung, den Kopf zu halten, ganz auf den Ball abgewälzt wird.

2. Je mehr der Kopf vom Ball statt von den Halsmuskeln gehalten wird, um so gerader werden die Halswirbel ausgerichtet. Stellen Sie sich vor, daß Sie jedesmal, wenn Sie ausatmen, Ihren Atem in Ihre Nackenmuskeln schicken können, um sie von innen heraus zu entspannen.

3. Sie können auch beim Ein- und Ausatmen den Kopf über den Ball leicht von einer Seite auf die andere rollen, um die Nackenmuskulatur zu massieren.

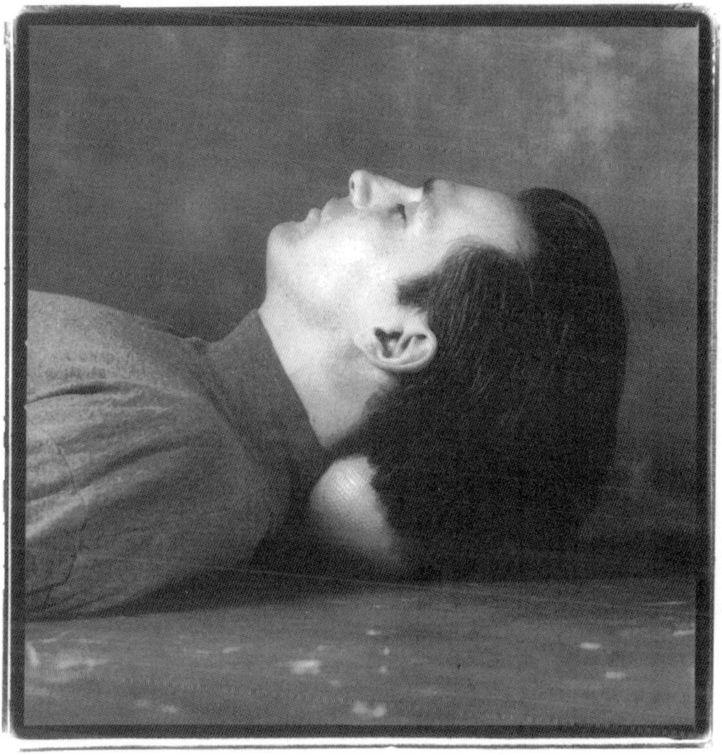

Bettball – Untere Rückenpartie

Geballte Entspannung für den Rücken

1. Mit einem luftgefüllten Ball von 15 Zentimetern Durchmesser können Sie Ihrer unteren Rückenpartie eine wunderbare Massage zukommen lassen. Legen Sie sich auf den Rücken und den Ball unter das untere Ende der Wirbelsäule. Schieben Sie den Ball so lange herum, bis Sie eine Stelle finden, wo es für den Rücken ganz bequem ist, wenn Sie Ihr Gewicht auf den Ball legen.

2. Stellen Sie sich beim Ausatmen vor, daß Sie durch die Mitte Ihrer Wirbelsäule hinunter- und in den Ball hineinatmen können. Lassen Sie Ihre Muskeln mit jedem Atemzug lockerer werden.

3. Die durch den Ball bedingte Schräge und die Flexibilität des luftgefüllten Balls ermöglichen es den Muskeln Ihrer unteren Rückenpartie, sich zu entspannen.

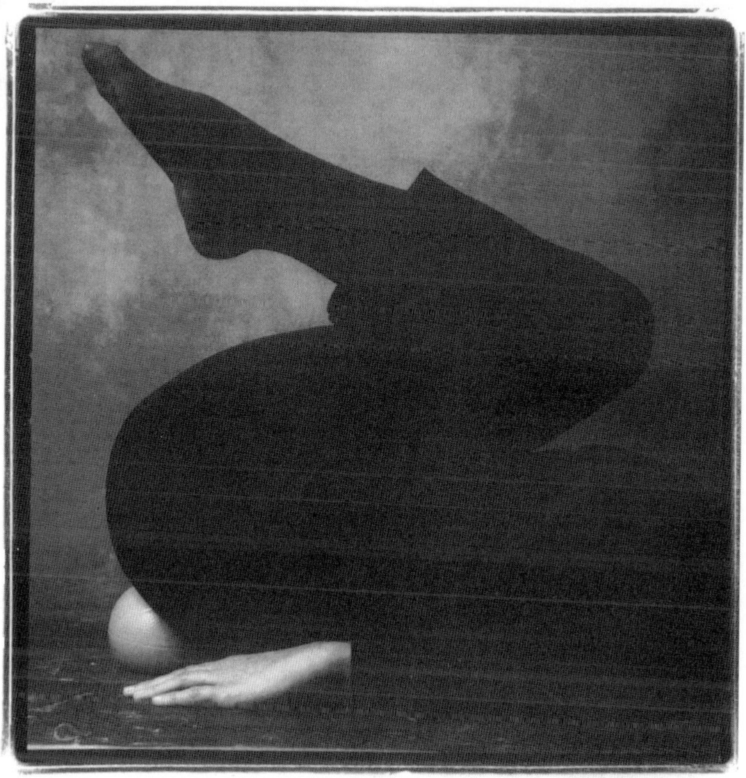

Schwanenspanne

Ballett auf dem Rücken

1. Legen Sie in Rückenlage das angezogene rechte Knie über das gestreckte linke Bein und lassen Sie es dort liegen. Ein kleines Kissen unter dem Knie kann den Winkel bequemer machen.

2. Strecken Sie die Arme zu beiden Seiten aus, ungefähr in Brusthöhe. Atmen Sie ein und wölben Sie die obere Rückenpartie, so daß Sie sich noch etwas weiter strecken können.

3. Atmen Sie aus und drehen Sie den Kopf nach rechts, dann nach links. Versuchen Sie, die Wirbelsäule flach auf dem Boden zu halten.

4. Wechseln Sie die Beinposition und ruhen Sie eine Weile auf der anderen Seite.

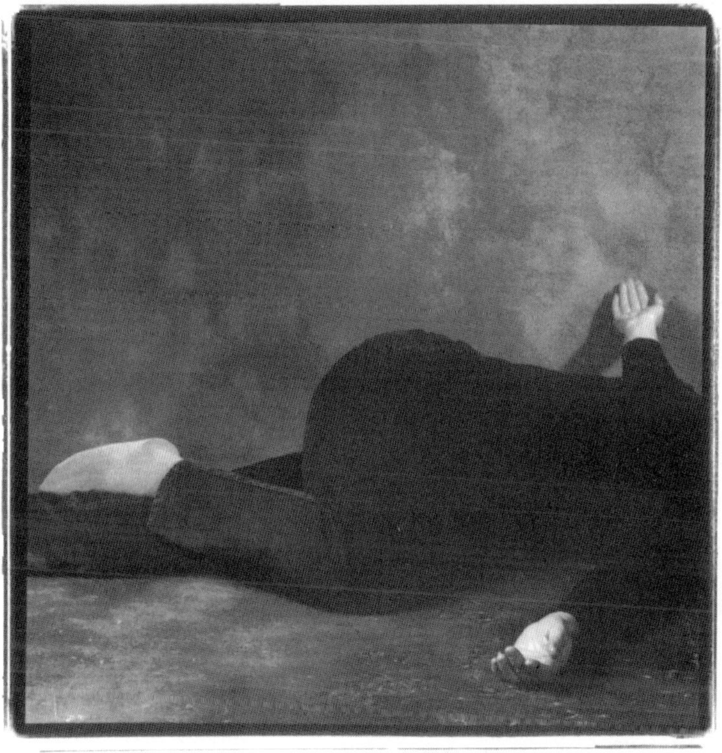

Schwanenfaltung

Ein Bogen voller Anmut

1. Ergänzen Sie die vorige Übung durch eine Armbewegung. Wenn Sie den Kopf nach links drehen, rollen Sie die Arme auf dieselbe Seite. Versuchen Sie, die Arm- und Kopfbewegungen geschmeidig, langsam und fließend auszuführen.

2. Um eine andere Entspannung der oberen Rückenpartie zu erzielen, versuchen Sie, den Kopf in die den Händen entgegengesetzte Richtung zu drehen.

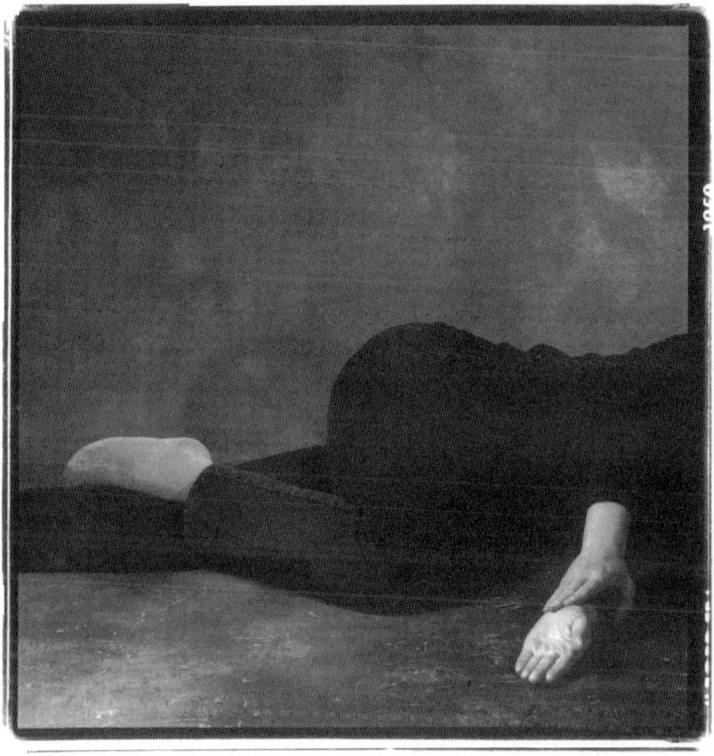

Knöchelpresse

Knochentiefdruck

1 Ein Abwärtsdruck am unteren Ende der Wirbelsäule kann Ihre Rückenschmerzen lindern. Entspannen Sie vor dem Schlafengehen Ihre untere Rückenpartie mit einer Massage. Wenn Sie müde sind, können Sie mit Ihrem Körpergewicht Druck ausüben, indem Sie sich auf die Fingerknöchel legen.

2. Ziehen Sie die Knie an und legen Sie die Knöchel der geballten Fäuste unter das untere Ende der Wirbelsäule. Bleiben Sie einfach so liegen und lassen Sie Ihr Körpergewicht immer mehr auf Ihre Hände sinken. Das Steißbein am unteren Ende der Wirbelsäule ist pfeilförmig. Bringen Sie die Knöchel in einen solchen Winkel, daß sie beiderseits der Wirbelsäule auf diesem Knochen aufliegen.

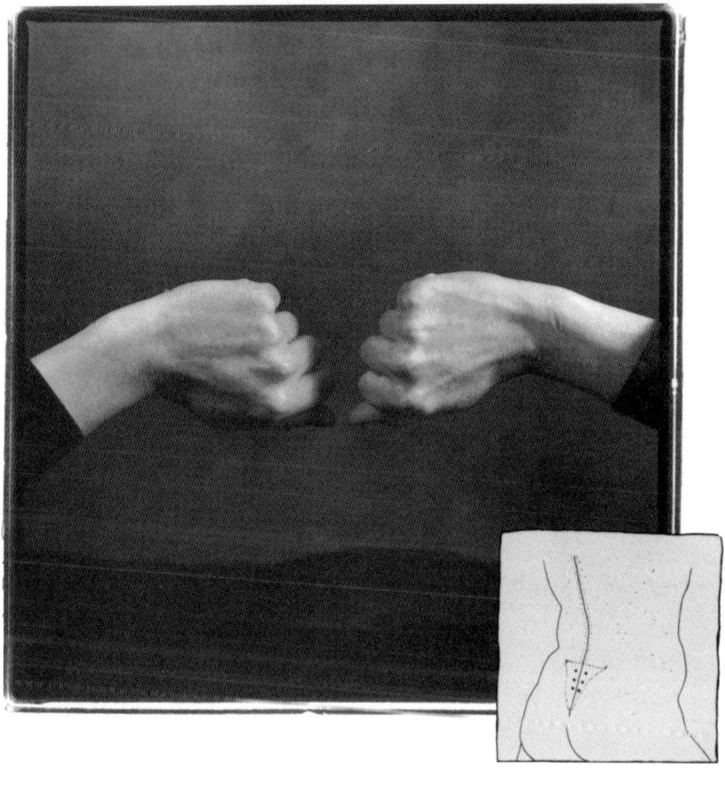

Drehen und Reiben

Für müde Rücken

1. Ziehen Sie in Seitenlage ein Bein auf dem ausgestreckten anderen Bein an.

2. Massieren Sie mit der Handfläche und den Fingern der oberen Hand alle schmerzenden oder verspannten Bereiche der unteren Rückenpartie.

3. Sie können die Hüften von Zeit zu Zeit der Hand entgegenschwingen, um mehr Druck zu erzeugen.

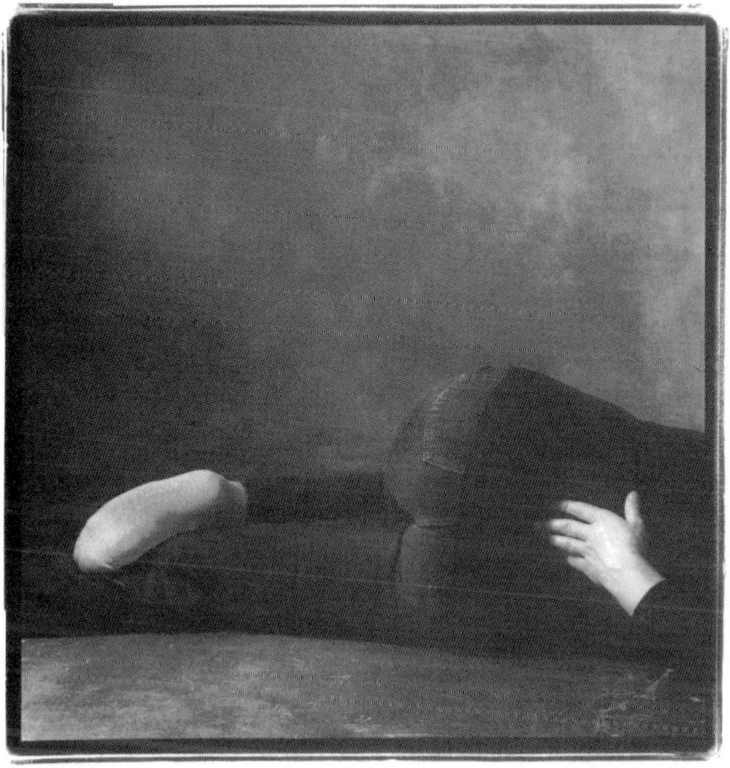

Urlaub für zwei

Tickets für zwei

Entspannende Partnerschaften

Rücken an Rücken

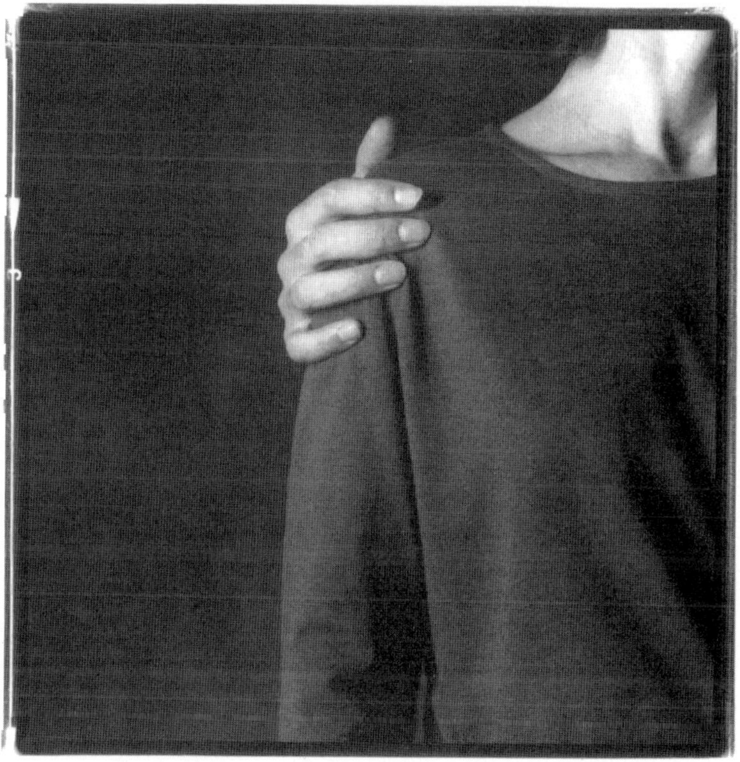

Urlaub für zwei

Tickets für zwei

Den ganzen langen Tag sind sie aufeinander angewiesen, ohne voneinander abhängig zu sein.

Tozan

Die meisten von uns verstehen es, sich zu entspannen, wenn sie allein sind, doch in Gegenwart anderer ruhig und gelassen zu bleiben, fällt ihnen schwer. Jemand, den Sie lieben, kann Sie ebenso leicht aus dem Lot bringen wie jemand, den Sie nicht ausstehen können. Der Impuls, sich selbst zu vernachlässigen und sich auf die Bedürfnisse anderer zu konzentrieren, kann uns in unglücklichen wie in glücklichen Situationen durcheinanderbringen.

Die Übungen in diesem Abschnitt sollen Ihnen helfen, sich Ihrer Verhaltensmuster bei der Reaktion auf Menschen und Ereignisse, die Sie erregen, ängstigen oder zornig machen, bewußt zu werden. Kehren Sie mit Hilfe der Atmung zu Ihrem eigenen Körperrhythmus zurück, wenn Sie sich in der Öffentlichkeit aus dem Lot gebracht fühlen. Niemandem wird es auffallen, wenn Sie das tun, deswegen kann es mitten in einer Krise von Nutzen sein, wenn Sie sich beruhigen, Ihre Gedanken sammeln und sich konzentrieren wollen. Die Partnerübungen helfen Ihnen zu verstehen, wie Sie miteinander umgehen. Sie tun zudem gut, machen Spaß und können hilfreiche Mittel sein, wenn Sie beide nicht ganz auf der Höhe sind und Entspannung brauchen. Gute Fahrt.

Entspannende Partnerschaften

Gewöhnlich versuchen wir, ohne uns dessen bewußt zu sein, etwas anderes zu ändern statt uns selbst, wir versuchen, Dinge außerhalb von uns zu ordnen ... Wenn man die Dinge auf die rechte Art und Weise zur rechten Zeit tut, erledigt sich auch alles andere.

Suzuki Roshi

Kopf hoch

Loslassen

1. Der Kopf ist erstaunlich schwer, und es bedarf tagsüber ständiger Anstrengung, ihn zu tragen. Wenn Ihnen ein Freund den Kopf hebt und bewegt, kann das eine angenehme Erleichterung sein.

2. Legen Sie beide Hände so unter den Kopf, daß Sie ihn fest im Griff haben und stützen. Beobachten Sie die Muskeln des Partners und heben Sie beim nächsten Ausatmen langsam den Kopf.

3. Sobald der Partner Ihren Händen das Stützen seines Kopfes überläßt, versuchen Sie, den Kopf langsam zu bewegen, zuerst zur einen Seite, dann zur anderen, dann auf und ab.

4. Wenn Ihr Kopf gehoben wird, werden Ihre Halsmuskeln umso entspannter, je mehr Sie zulassen, daß der Partner Ihren Kopf bewegt. Wenn Sie soweit sind, lassen Sie den Kopf langsam auf den Boden sinken.

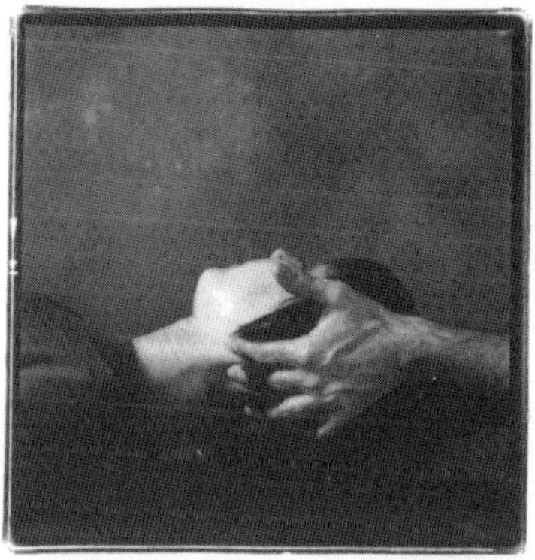

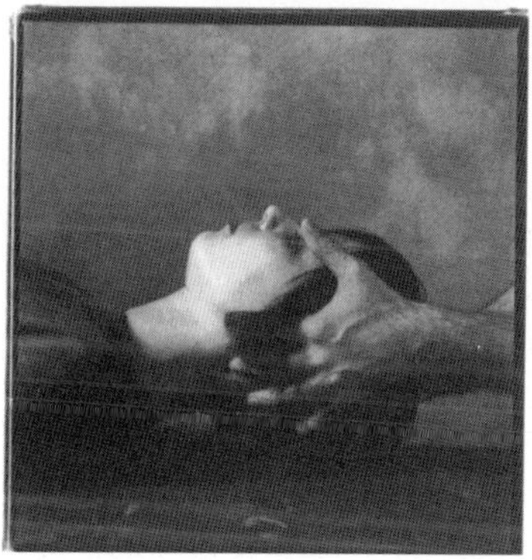

Brustheben

Vertrauensübung

1. Diese Übung kann sehr entspannend sein für den Nacken und die obere Rückenpartie. Legen Sie sich auf dem Rücken auf den Fußboden. Strecken Sie die Arme hoch und reichen Sie Ihrem Partner die Hände.

2. Sie, der Partner, fassen die Handgelenke Ihrer Freundin mit festem Griff. Wenn sie das nächste Mal ausatmet, ziehen Sie langsam ihren Rücken und ihre Schultern vom Boden. Mit den Füßen stehen Sie fest rechts und links von ihrem Becken.

3. Ermuntern Sie Ihre Partnerin dazu, den Halt in ihrem Nacken zu lösen und den Kopf locker nach hinten hängen zu lassen. Wiegen Sie ihre Schultern leicht vor und zurück, indem Sie die eine zu sich hinziehen, während Sie die andere locker lassen.

4. Wenn Sie fertig sind, lassen Sie Ihre Partnerin *langsam* auf den Boden herunter. Legen Sie den Kopf ganz sanft ab.

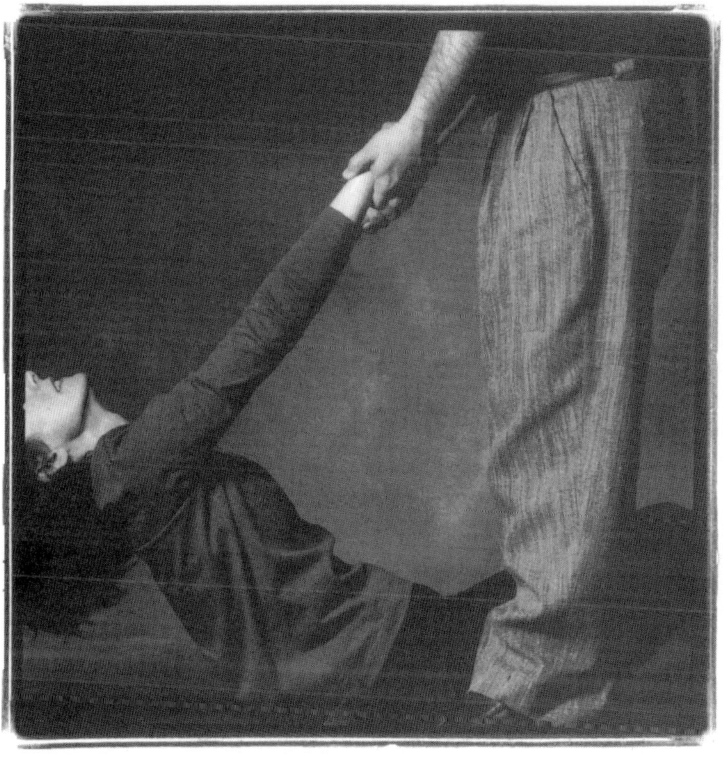

Armheben

Festhalten

1. Den Armen wird selten besondere Zuwendung zuteil, dabei bauen sich in ihnen durch die täglichen Verrichtungen viele Verspannungen auf. Wenn Sie die Arme Ihres Partners heben und bewegen, kann das die verspannte Armmuskulatur lockern.

2. Stützen Sie mit einer Hand den Ellenbogen und mit der anderen die Hand. Halten Sie den Ellenbogen gebeugt. Heben Sie langsam den Arm und beschreiben Sie Kreise in der Luft, so daß die Schulter geschmeidig rotiert.

3. Wenn Ihr Arm gehoben wird, versuchen Sie, die gesamte Arbeit, Ihren Arm zu bewegen, Ihrem Partner zu überlassen. Wenn Sie Muskelwiderstand fühlen, stellen Sie sich vor, Sie können in den Muskel hinein ausatmen.

4. Nach mehreren Kreisen lassen Sie den Arm sanft sinken. Wiederholen Sie dasselbe mit dem anderen Arm. Achten Sie darauf, daß Sie den Arm nur in natürliche Richtungen bewegen, um ihn nicht zu überanstrengen.

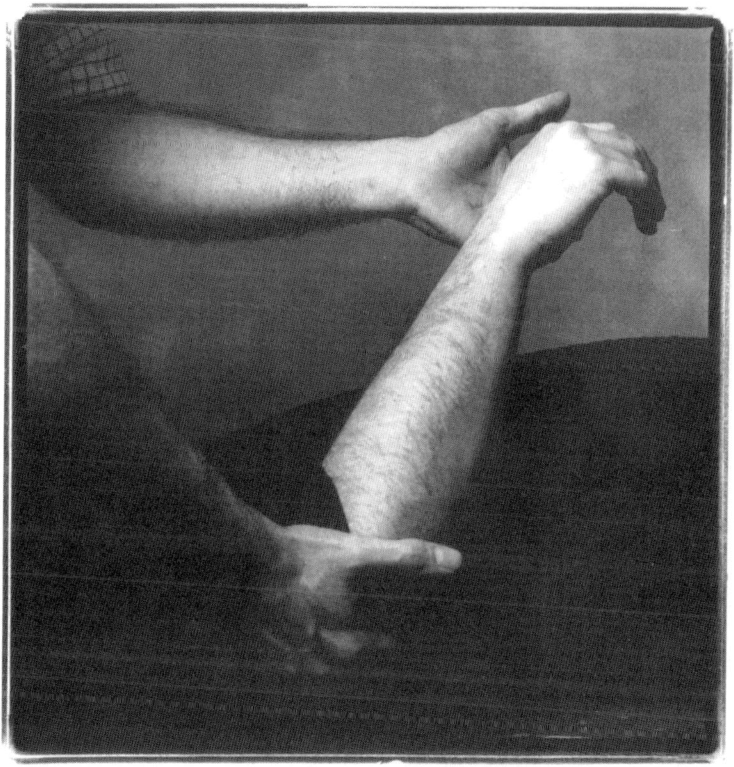

Tellerkorb

Handreichung für einen Freund

1. Diese Massage klingt komplizierter, als sie ist. Haben Sie sie erst einmal selbst genossen, wissen Sie, daß sie die Mühe lohnt. Achten Sie darauf, daß Sie zwischen den Knochen am Ansatz jedes Fingers massieren. Bringen Sie Ihre Finger in folgende Position. Nur Mut.

2. Legen Sie den kleinen Finger Ihrer linken Hand zwischen den Zeige- und Mittelfinger Ihres Partners, den Ring- und Mittelfinger Ihrer linken Hand zwischen Zeigefinger und Daumen, den Zeigefinger Ihrer linken Hand auf die andere Seite des Daumens.

3. Das war erst die linke Hand. Jetzt zur rechten. Legen Sie den kleinen Finger zwischen den Mittel- und Ringfinger Ihres Partners, Ihren rechten Ringfinger zwischen den Ring- und kleinen Finger, Ihren Mittel- und Zeigefinger auf die andere Seite des kleinen Fingers.

4. In dieser Position drücken Sie mit den Daumen abwärts und mit den Fingern aufwärts, so daß der Handteller Ihres Freundes straff ist und die Finger leicht nach hinten gebogen sind. Jetzt massieren Sie mit den Daumen systematisch die winzigen Vertiefungen zwischen den Handknochen. Dies geht am besten mit Öl oder Lotion auf dem Handteller.

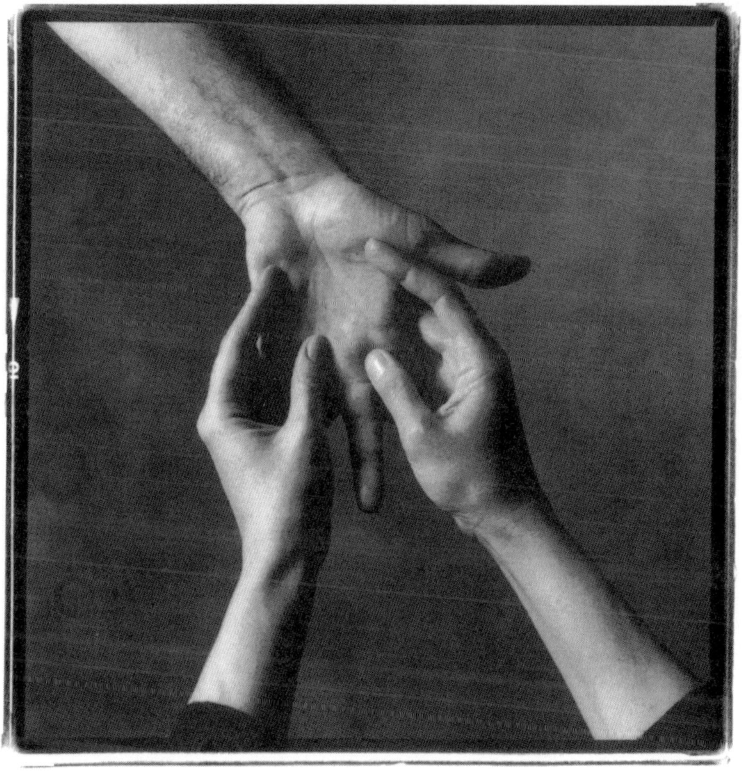

Ellenbogenpresse

Leg deinen Ellenbogen auf meine Schulter

1. Ihr Partner sollte bequem auf einem Stuhl sitzen und den Kopf entspannt nach vorne sinken lassen.

2. Führen Sie Ihre Handballen an Ihr Kinn und stemmen Sie die Ellenbogen auf beide Seiten der unteren Nackenpartie Ihres Partners. Die großen Muskeln, die sich über die Oberseite der Schultern strecken, sind die Trapezmuskeln, die durch Streß sehr verspannt sein können. Legen Sie Ihr Gewicht ganz langsam auf Ihre Ellenbogen.

3. Verstärken Sie das Gewicht erst, wenn Sie fühlen, daß die Muskeln etwas weicher werden, ein Zeichen von Entspannung. Wenn Sie fertig sind, nehmen Sie den Druck ganz langsam weg.

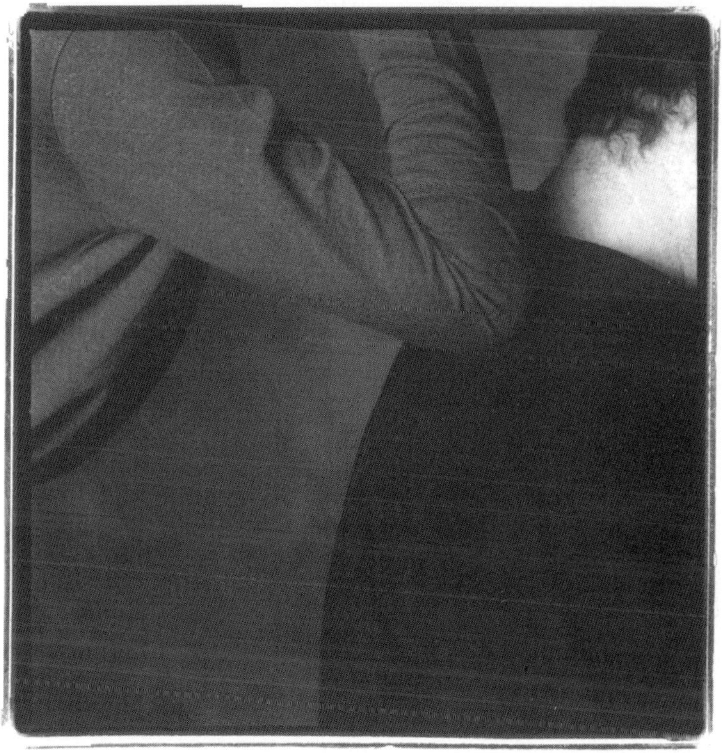

Beinheben

Bringen Sie einem alten Muskel ein neues Kunststück bei

1. Stellen Sie sich neben die Füße Ihres Partners, der auf dem Rücken auf dem Boden liegt. Fassen Sie einen Fuß mit der Hand beim Knöchel oder an der Fußsohle und halten Sie dabei mit der anderen Hand das Knie von unten. Ihr Partner sollte versuchen, seine Muskeln zu entspannen und Sie die ganze Arbeit tun zu lassen, wenn Sie das Knie anwinkeln und den Unterschenkel vom Boden heben.

2. Bewegen Sie dann das Bein langsam, beschreiben Sie mit dem Knie Kreise in der Luft und bringen Sie es so nahe an die Brust, wie es ohne Widerstand geht.

3. Sobald Widerstand auftritt, wechseln Sie einfach die Richtung und bewegen das Knie anders. Je mehr Ihr Partner die Bewegung Ihnen überläßt, desto mehr werden sich in seinen Muskeln alle Verspannungen lösen, die sich eventuell aufgebaut haben.

4. Senken Sie das Bein langsam. Wiederholen Sie dasselbe mit dem anderen Bein.

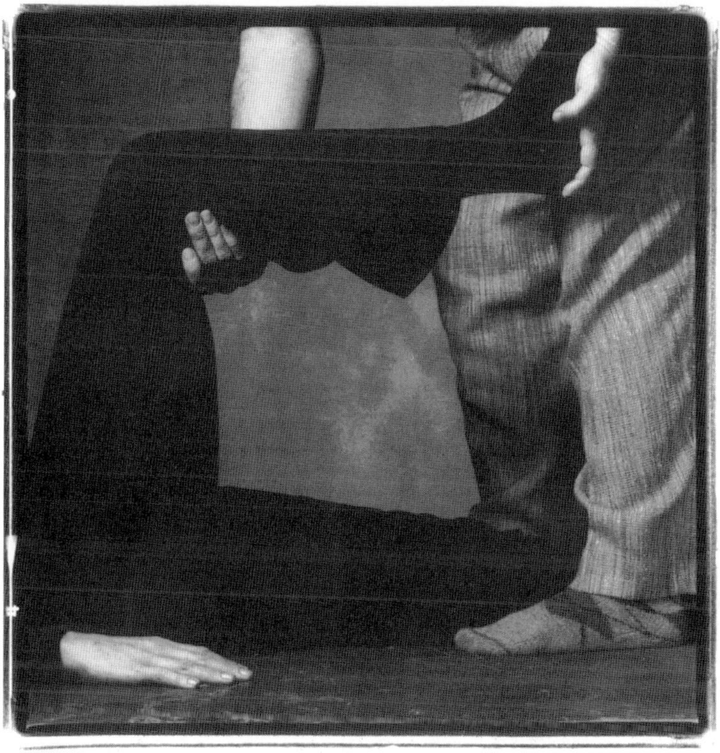

Ein Fest für beide Füße

Entspannung hoch zwei

1. Einen Fuß massieren ist gut, beide Füße zugleich massieren ist besser. Ihr Partner sollte bequem liegen oder sitzen, so daß der Rücken und die Beine gut abgestützt sind. Legen Sie je eine Hand auf einen Fuß Ihres Partners.

2. Massieren Sie beide Füße, drücken Sie mit den Daumen überall fest auf die Fußsohlen, auf Knöchel und Zehen.

3. Koordinieren Sie Ihre Handbewegungen so, daß beide Hände zur selben Zeit das gleiche tun, und bewegen Sie sie rhythmisch.

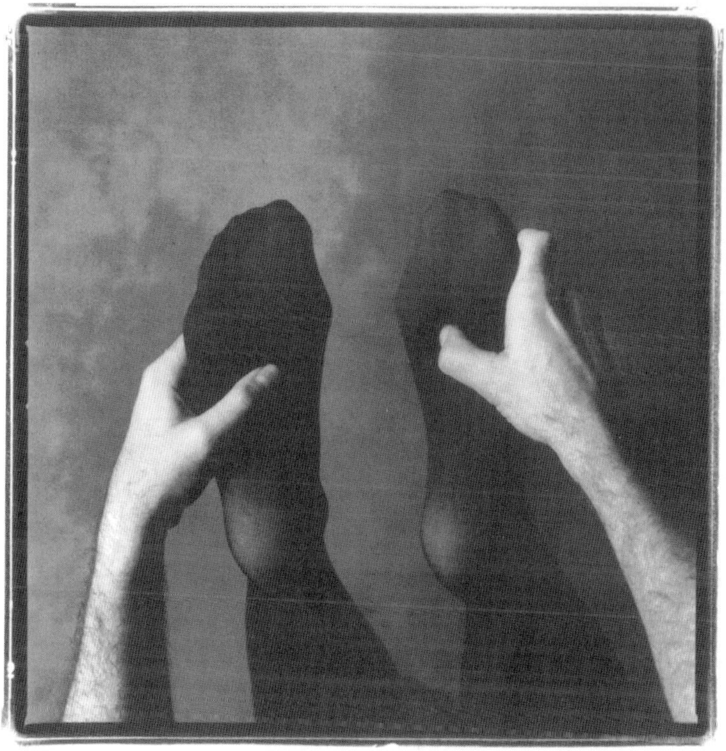

Schaukelpferd – Schaukel rückwärts

Verspannung lehnend lockern

1. Setzen Sie sich auf einem Teppich oder einer Matte Ihrem Partner gegenüber. Legen Sie die Fußsohlen flach an diejenigen Ihres Partners. Fassen Sie sich an den Händen, spreizen Sie Beine und Füße so weit, wie es noch angenehm ist.

2. Atmen Sie ein und lehnen Sie sich zurück, überlassen Sie Ihr Gewicht den Händen Ihres Partners. Ihr Partner beugt sich vor, während Sie sich zurücklehnen. Lassen Sie den Kopf nach hinten sinken, so daß Ihr Nacken ganz entspannt ist.

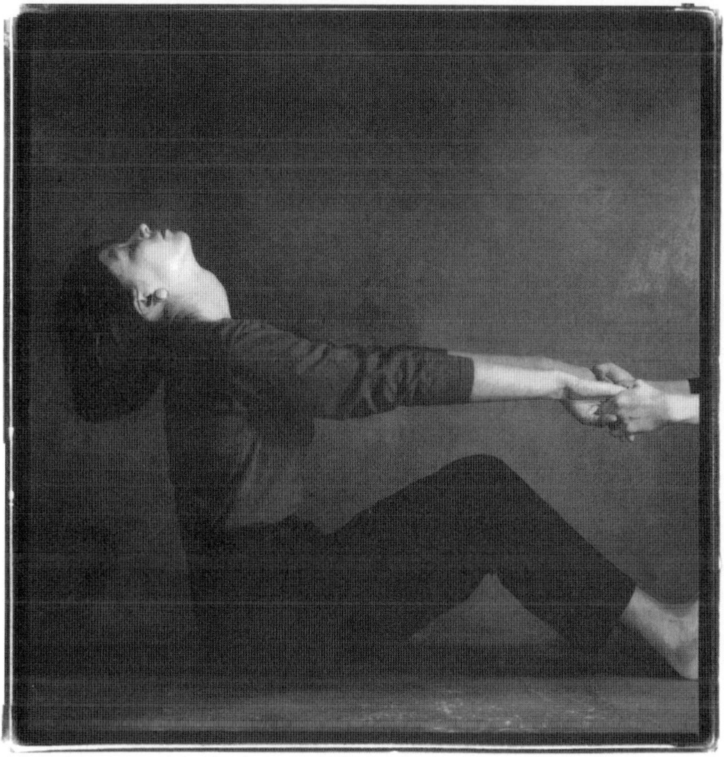

Schaukelpferd – Schaukel vorwärts

Rückenstreckung im Sitzen

3. Wenn Sie ausatmen, beugen Sie sich über die Beine so weit nach vorn, wie es noch angenehm ist.

4. Während Sie sich nach vorn beugen, lehnt sich Ihr Partner zurück und umgekehrt. Finden Sie zu einem Rhythmus, so daß die Bewegungen geschmeidig sind, als säßen Sie beide auf einem Schaukelpferd. Versuchen Sie, Ihrem Partner zu der Dehnung zu verhelfen, die er braucht, um seine Grenze zu finden.

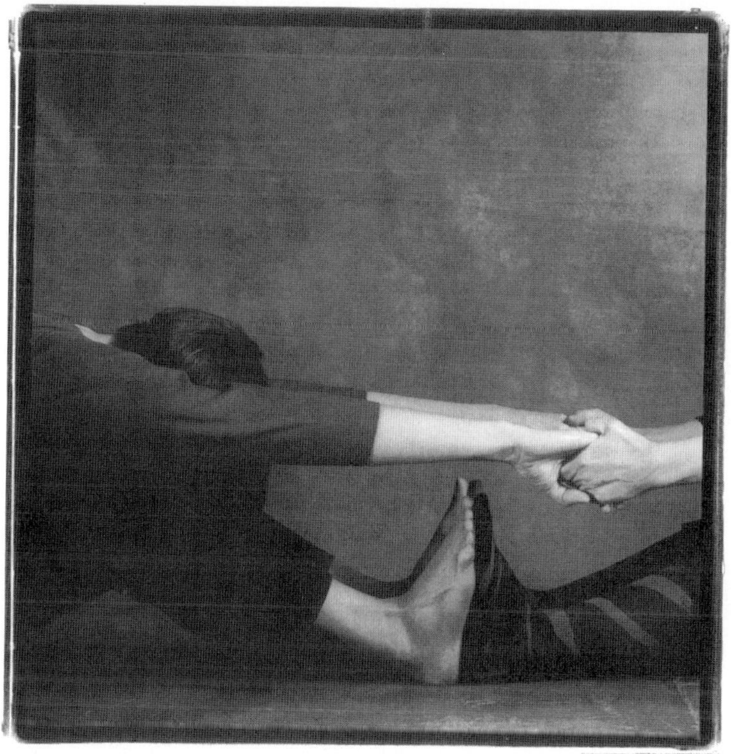

Füßeln

Fußfreunde

1. Setzen Sie sich je an ein Ende eines Sofas, auf dem Ihr Rücken gut abgestützt ist. Finden Sie eine bequeme Position, in der einer Ihrer Füße im Schoß Ihres Partners und einer von seinen Füßen in Ihrem Schoß ruhen kann.

2. Massieren Sie mit beiden Händen den ganzen Fuß. Machen Sie es gründlich. Sie können die Massage Ihres Partners spiegelbildlich mitmachen oder unabhängig davon eine andere durchführen.

3. Wechseln Sie die Füße und massieren Sie jetzt den anderen Fuß.

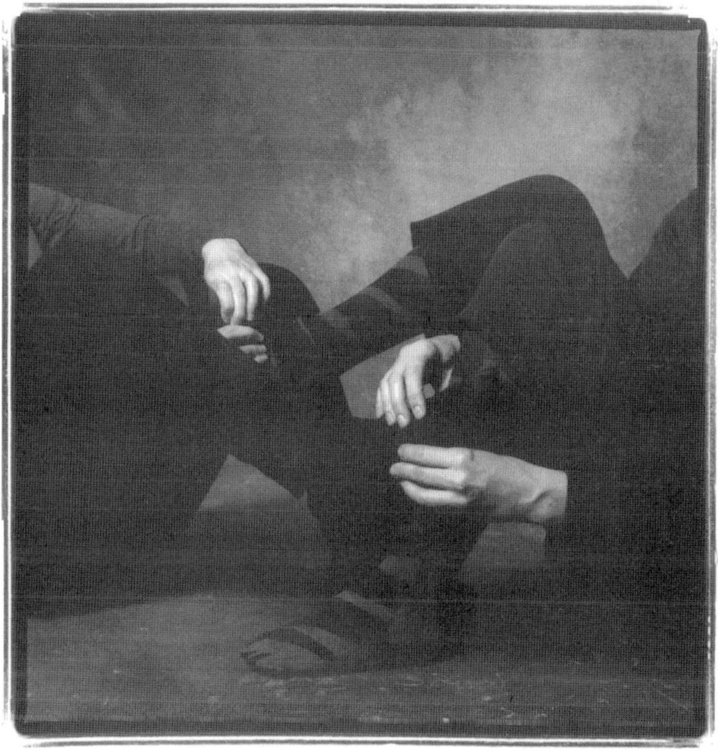

Aufnehmen

Blickkontakt mit dem dritten Auge

1. Vieles von unserer Kommunikation und Informationsaufnahme filtern wir durch unsere Augen. Versuchen Sie es zur Abwechslung mit dieser Art der Aufnahme. Setzen Sie sich Ihrem Partner bequem gegenüber.

2. Richten Sie den Blick auf eine Stelle mitten auf dem Nasenrücken zwischen den Augen Ihres Partners. Halten Sie diesen steten Blick, möglichst ohne zu blinzeln.

3. Atmen Sie entspannt und lassen Sie Ihren Kopf klar werden. Lassen Sie die Gedanken leicht durch Ihr Bewußtsein und hinausströmen. Ihr Partner macht es genauso, ohne zu sprechen.

4. Konzentrieren Sie sich aufnahmebereit auf die Stelle zwischen den Augen. Lassen Sie alles zu, was visuell oder emotional geschieht.

5. Probieren Sie dies etwa fünf Minuten lang. Wenn es Ihnen gefällt, machen Sie 20 Minuten lang weiter. Dann teilen Sie sich gegenseitig mit, was Sie beide empfunden haben.

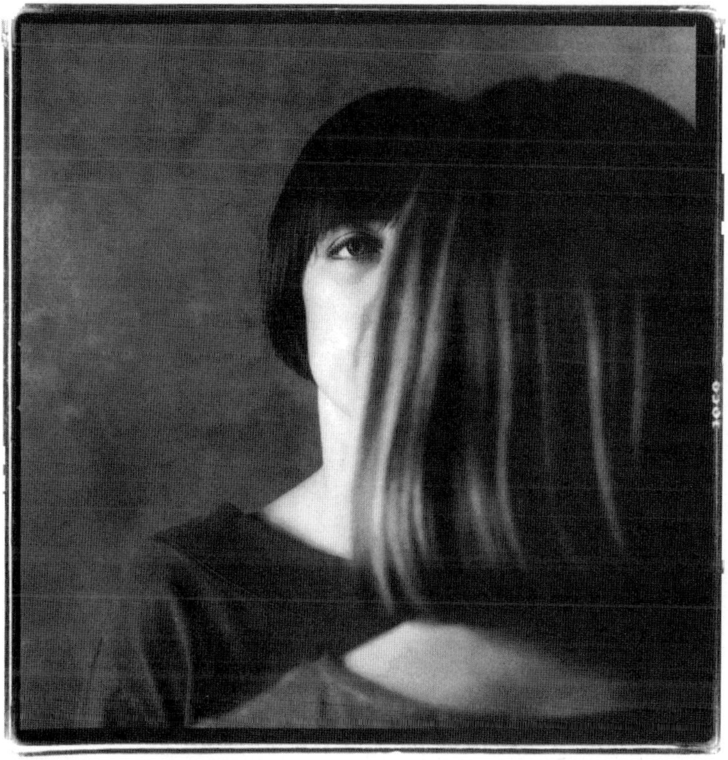

Rücken an Rücken

Rückenpunkte

Um dem Rücken zur Entspannung zu verhelfen, massieren Sie die Muskeln auf beiden Seiten der Wirbelsäule an den auf dem Foto markierten Stellen.

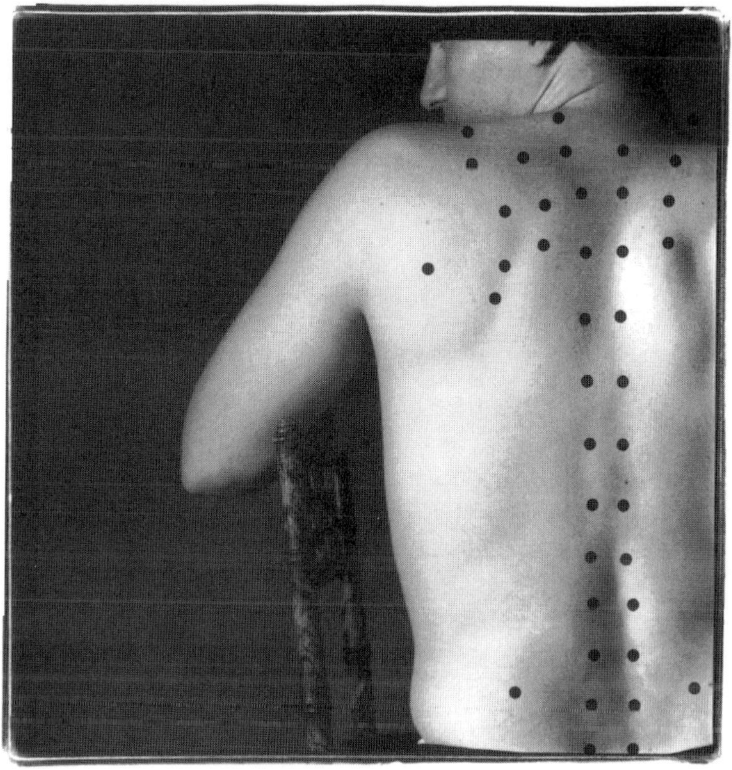

Rücken-an-Rücken-Meditation

Zwei Menschen können zusammen entspannter atmen als einer allein

1. Diese Übung kann eine sehr entspannende Meditation sein. Wenn Sie sich Ihre Rückenpositionen und Ihre Atemrhythmen bewußt machen, können Sie auch subtile Dinge über das Verhältnis zwischen dem Grad Ihrer Entspannung und Ihrer Reaktion auf andere Menschen erfahren.

2. Setzen Sie sich bequem im Schneidersitz Rücken an Rücken auf den Boden. Lassen Sie die Hände mit den Handflächen nach oben locker auf den Knien ruhen. Ohne zu sprechen, lassen Sie Ihren Partner wissen, in welcher Position es für Sie am bequemsten ist, so daß keiner von Ihnen das Gefühl hat, daß der andere sich zu stark an ihn oder er sich zu stark an den anderen anlehnt; Ihre Wirbelsäulen sollen sich so viel wie möglich berühren. Atmen Sie ganz entspannt tief in den unteren Bauchbereich hinein. Spüren Sie, wie sich Ihre Rückenmuskeln infolge Ihrer Atmung bewegen.

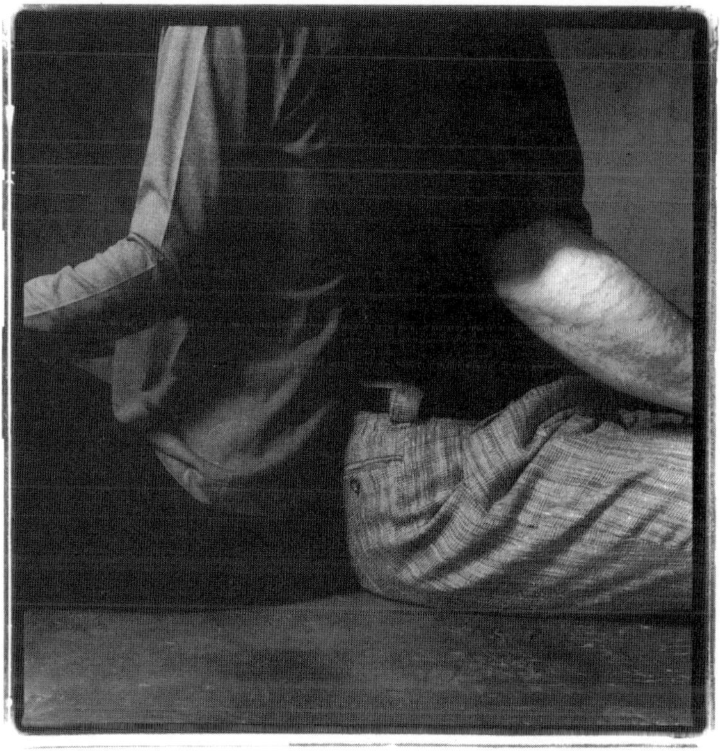

Rücken-an-Rücken-Meditation

Ein Arm oben

3. Sobald Sie spüren können, wie Ihre Bauch- und Rückenmuskeln sich infolge Ihrer Atmung bewegen, versuchen Sie, sich auf die Atmung Ihres Partners einzustellen. Wo können Sie Muskelbewegungen infolge seiner Atmung fühlen?

4. Beobachten Sie, wie Sie Ihre Atmung verändert haben, während Sie auf die Atmung Ihres Partners achteten. Ist Ihr Atem in Ihrem Körper weiter nach oben gestiegen? Haben Sie ohne nachzudenken Ihren Atemrhythmus dem Ihres Partners angepaßt? Die meisten von uns lassen den eigenen Rhythmus in Gegenwart anderer außer acht und gleichen ihn oft deren Rhythmus an.

5. Atmen Sie wieder entspannt in den Bauch hinein. Können Sie den Rhythmus Ihres Partners spüren, ohne den eigenen außer acht zu lassen?

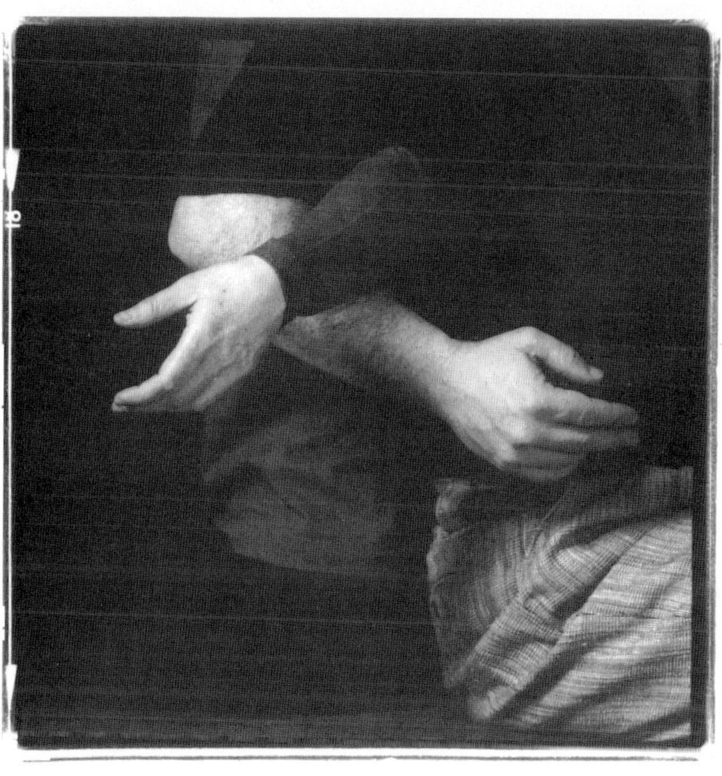

Auf den eigenen vier Füßen stehen

Auf halbem Weg

1. Haken Sie die Arme an den Ellenbogen ein. Beugen Sie die Knie und stellen Sie die Füße so dicht an den Hüften, wie Sie können, flach auf den Boden.

2. Versuchen Sie, ohne zu sprechen, mit gegenseitiger Hilfe gleichzeitig aufzustehen, indem Sie sich aneinanderlehnen und mit den Füßen hochstoßen. Der Erfolg hat nichts mit Muskelkraft zu tun. Er hängt davon ab, wie gut Sie beide sich ohne Worte verständigen und Ihren Druck ausgleichen können. Wenn der Fußboden nicht rutschig ist und Sie beide den Rückendruck aufeinander abstimmen können, wird Ihnen das Aufstehen keine Mühe machen.

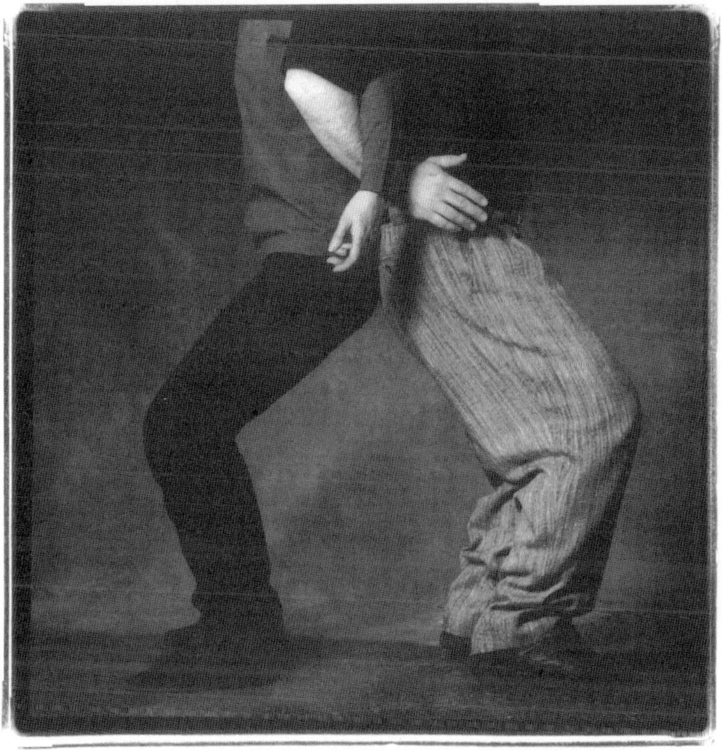

Steißbeinpresse

Der Pfeil zeigt nach unten

1. Das Steißbein, ein pfeilförmiger Knochen am unteren Ende der Wirbelsäule, ist von vielen Nerven durchzogen, die von der Wirbelsäule aus die untere Rückenpartie und die Beine entlangführen. Hier kann eine Massage viele Rücken- und Beinverspannungen lockern.

2. Drücken Sie mit den Daumen beiderseits der Wirbelsäule auf die Muskeln am Steißbein. Drücken und Loslassen sollen ganz allmählich erfolgen. Wenn Sie den Druck eine Weile halten, ohne die Daumen zu bewegen, kann das sehr entspannend wirken.

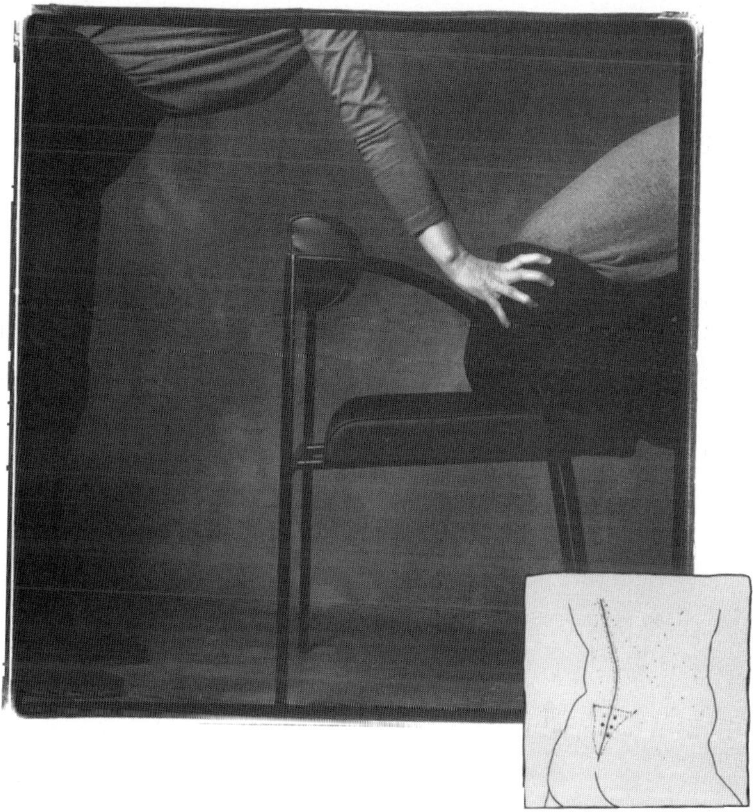

Rückgratklopfen

Rückendeckung geben

1. Ihr Partner sitzt entspannt auf einem Stuhl, den Kopf auf die Arme gelegt, die auf einem Pult oder Tisch aufliegen. Mit den straffen Handflächen klopfen Sie ihm leicht überall auf den Rücken.

2. Diese Technik ist am wohltuendsten, wenn das Klopfen systematisch erfolgt, zum Beispiel von den Schultern zur unteren Rückenpartie und wieder hinauf. Rhythmisches statt unregelmäßiges Klopfen fördert zudem die Entspannung.

3. Jeder bevorzugt eine andere Art von Druck. Fragen Sie Ihren Partner, ob Sie sanft oder fest klopfen sollen.

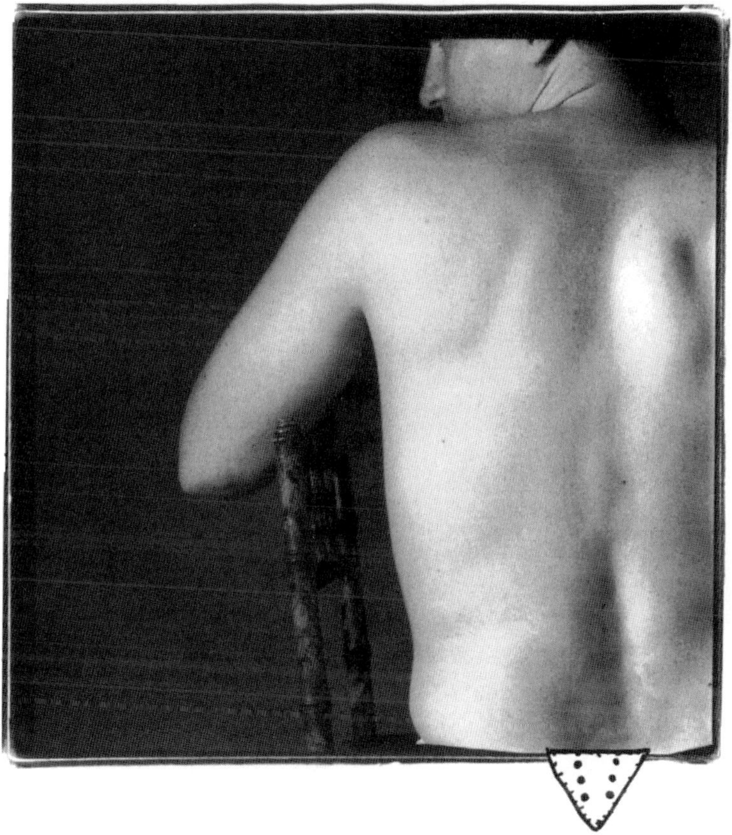

Wirbel-Countdown

Auf die Wirbel, fertig, los!

1. Am unteren Ende des Nackens beginnend, legen Sie die Daumen beiderseits der Wirbelsäule in die kleinen Vertiefungen zwischen den Wirbeln. Niemals direkt auf die Wirbel drücken.

2. Üben Sie an dieser Stelle nach und nach Druck aus und lassen Sie dann langsam wieder los.

3. Dann lösen Sie die Daumen und bewegen sie den Rücken hinunter zu der nächsten Stelle zwischen zwei Wirbeln. Wiederholen Sie den Zyklus langsamen Druckausübens und Loslassens. Der Mensch hat 33 Wirbel. Arbeiten Sie sich methodisch den ganzen Rücken hinunter. Jeder Bereich dürfte einen anderen Verspannungsgrad haben. Verweilen Sie länger, wenn eine Stelle verspannt ist. Nehmen Sie sich Zeit und gehen Sie gründlich vor, dann wirkt diese Massage wunderbar entspannend.

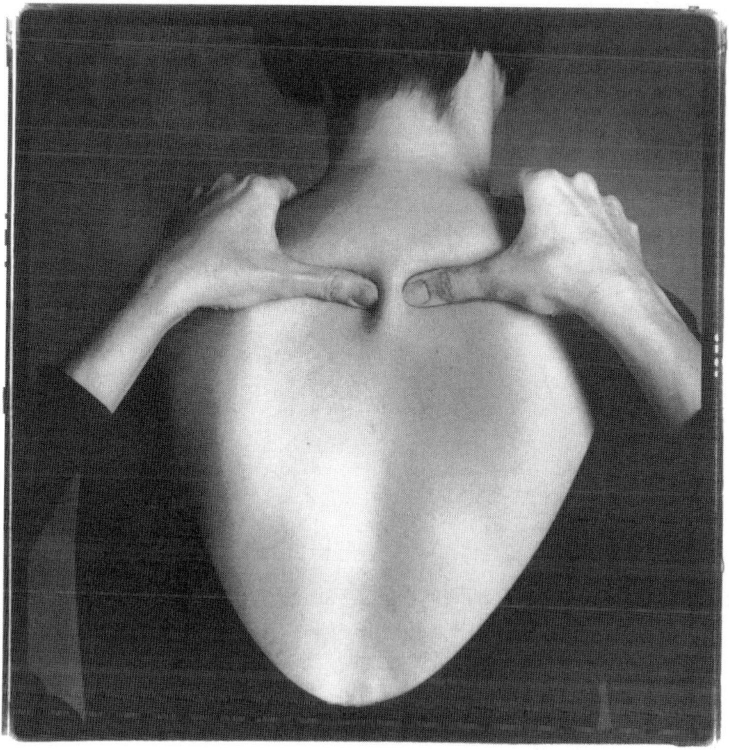

Danksagung

Dank den entspannten Models:
Marshall Stevens
Dana Harbron
Eugene Ruffalo
Susan Orzal
Anne Kent Rush
Catherine Stone
Jeff Stone

Frisur von Susan Orzal: Marina, Monhair, New York.
Frisur von Anne Kent Rush: Tami, Barbara's Fairhope.

Ich danke Freude Bartlett, Susie Glickman, Sandy und Eddie Levin, Ruth Morrison, Dawn Radtke, Peter Truce, T. Fang Wong und Mu Shu für die besondere streßreduzierende Unterstützung.

Anne Kent Rush

Anne Kent Rush lebt in einem Häuschen am Golf von Mexiko, wo sie sich mit vorbeugender Gesundheitsfürsorge in der Sonne beschäftigt. Sie schrieb u.a. folgende Bücher: ›The Back Rub Book‹, ›Romantic Massage‹, ›The Basic Back Book‹, ›Getting Clear: Body Work for Women‹, ›Feminism as Therapy‹, ›Moon, Moon‹ und ›The Massage Book‹.

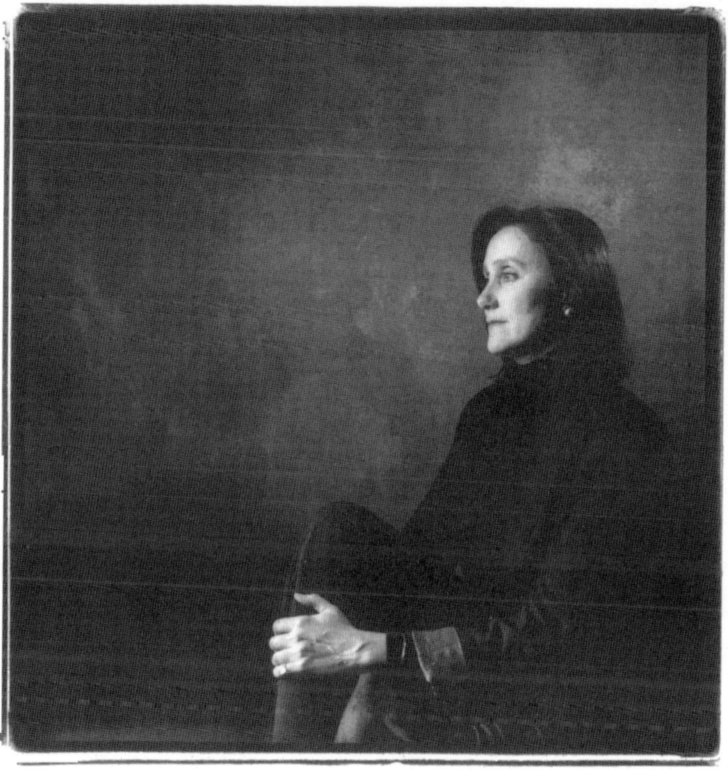

Patrick Harbron

Seit Jahren fotografiert Patrick Harbron Menschen für Bücher, Filme und Zeitschriften. Seine Arbeiten wurden in ›Newsweek‹, ›Esquire‹, ›Rolling Stone‹, ›Premiere‹, ›The L.A. Times Magazine‹, ›The New York Times Magazine‹ und anderswo veröffentlicht. Im Bereich Film und Fernsehen hat Harbron Aufträge für Columbia, Disney, NBC und HBO ausgeführt und dabei mit Stars wie Bette Midler und Arnold Schwarzenegger gearbeitet. In der Musikwelt hat er zahllose Plattencover gestaltet. Unter anderem arbeitete er hier mit Stars wie Bruce Springsteen, Madonna, Hall & Oates und Van Halen. Seine Arbeiten wurden mit Preisen von ›Communication Arts‹, ›American Photography‹ und anderen ausgezeichnet. Harbron, in Toronto geboren, lebt zur Zeit mit seiner Frau Dana in New York.

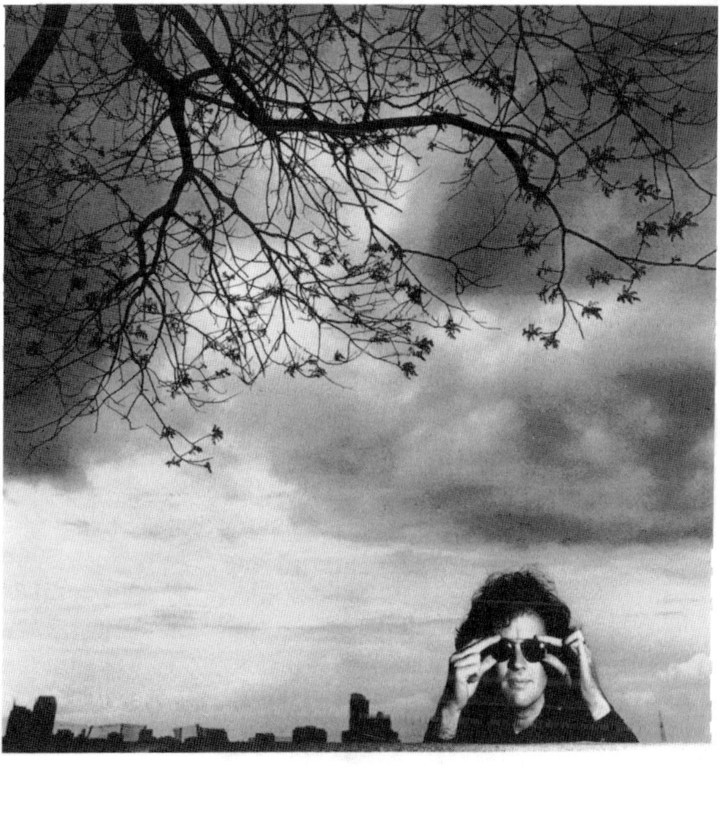

Was Frauen natürlich hilft

Dieses umfassende Handbuch bietet Information und Beratung zu allem, was Frauen krank macht: von Abwehrschwäche bis Zyklusstörungen. Margaret Minker weiß um die psychosomatischen Zusammenhänge weiblicher Erkrankungen und ist mit den wirksamsten Mitteln und den wichtigsten Verfahren der Naturheilkunde vertraut. Zu jedem Beschwerdenkomplex macht sie mehr als 20 Vorschläge zur Selbsthilfe:
Akupressur · Aromatherapie · Atemtherapie · Bach-Blüten · Bewegung · Biologische Krebsabwehr · Chronobiotherapie · Ernährung · Farb- und Lichttherapie · Heilfasten · Homöopathie · Massagen · Pflanzenheilkunde · Psychosomatische Hilfe · Rituale mit Heilwirkung · Tees und Tinkturen · Visualisierungsübungen · Wasseranwendungen · Wickel · Yoga und viele zusätzliche Verfahren.

Margaret Minker:
Naturheilkunde
Das Handbuch für Frauen
Verfahren, Beschwerden
und Beratung von A bis Z
dtv 36011

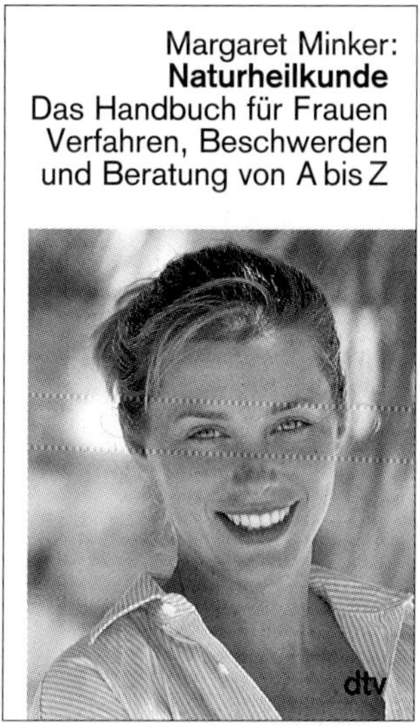

»Nicht allein die Weisheit der Kräuterfrauen findet in diesem Handbuch ihren Niederschlag, sondern auch und besonders die traditionelle Medizin aus Ost und West wird kritisch dargestellt... Dabei weicht die Autorin den Kontroversen über die einzelnen Behandlungsmethoden nicht aus, sondern zeigt jeweils Grenzen und Risiken detailliert auf.«
Psychologie Heute

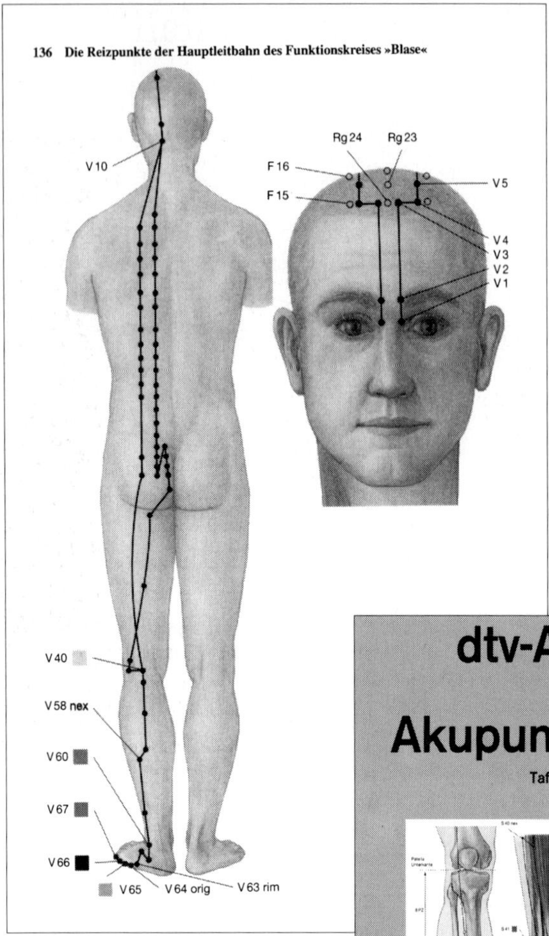

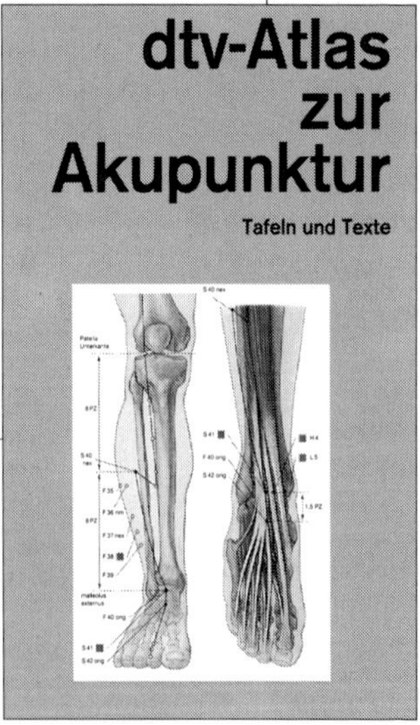

dtv-Atlas zur Akupunktur
von Carl-Hermann Hempen
Tafeln und Texte
mit 135 farbigen Abbildungsseiten
von Ulrike Brugger
Originalausgabe
dtv 3232